供临床医学 口腔 麻醉 影像 检验 药学 护理 预防 康复等专业使用

# 内科学实习指导

**NEIKEXUE SHIXI ZHIDAO**

主　编　徐　勇

副主编　李晓明　黄纯兰

北京大学医学出版社

NEIKEXUE SHIXI ZHIDAO

**图书在版编目（CIP）数据**

内科学实习指导/徐勇主编 . —北京：
北京大学医学出版社，2016.11（2020.9 重印）
ISBN 978-7-5659-1495-9

Ⅰ . ①内⋯   Ⅱ . ①徐⋯ ②李⋯  Ⅲ . ①内科学—实习
—医学院校—教学参考资料 Ⅳ . ①R5-45

中国版本图书馆 CIP 数据核字（2016）第 261582 号

**内科学实习指导**

主　　编：徐　勇
出版发行：北京大学医学出版社
地　　址：（100083）北京市海淀区学院路 38 号　北京大学医学部院内
电　　话：发行部 010-82802230；图书邮购 010-82802495
网　　址：http://www. pumpress. com. cn
E - mail：booksale@bjmu. edu. cn
印　　刷：中煤（北京）印务有限公司
经　　销：新华书店
责任编辑：袁朝阳　　责任校对：金彤文　　责任印制：李　啸
开　　本：787mm×1092mm　1/16　印张：9.5　字数：225 千字
版　　次：2016 年 11 月第 1 版　2020 年 9 月第 4 次印刷
书　　号：ISBN 978-7-5659-1495-9
定　　价：22.00 元
版权所有，违者必究
（凡属质量问题请与本社发行部联系退换）

# 编著者名单

主　编　徐　勇
副主编　李晓明　黄纯兰
编　委　（按姓氏汉语拼音排序）

| | | | |
|---|---|---|---|
| 白　雪 | 陈　洁 | 陈　昕 | 陈菊屏 |
| 邓明明 | 范贤明 | 范运斌 | 范忠才 |
| 冯　健 | 付祥胜 | 傅玉琼 | 何成松 |
| 黄成亮 | 兰由玉 | 李　多 | 李　佳 |
| 李发菊 | 李国平 | 李家富 | 刘　建 |
| 罗兴林 | 吕沐瀚 | 马红艳 | 欧三桃 |
| 彭　燕 | 石　敏 | 唐　敏 | 唐川康 |
| 万　沁 | 汪　枫 | 王文军 | 王泽卫 |
| 魏宗德 | 邢宏运 | 熊　彬 | 徐　玲 |
| 叶　强 | 张　莉 | 张玉高 | 赵　蕾 |
| 钟　毅 | 钟海花 | | |

# 前　言

　　内科学是临床医学中一门涉及面广和整体性强的学科，与基础医学和临床医学各学科之间关系密切，它不仅是临床各医学学科的基础，而且是临床医学中的核心学科。因而学好内科学对疾病的认识、研究、诊断及防治等各方面都具有重要的指导意义。

　　在内科学的教学过程中，要注重理论与实践相结合，加强基础理论、基础知识和基本技能的训练，按照循序渐进、由浅入深的认识规律进行教学活动。为了较好地指导学生实习，西南医科大学内科教研室根据内科学教学大纲及《内科学》第8版教材，编写了这本《内科学实习指导》。本书注重实用性，对各系统重要疾病概括地提出了实习目的、重点和难点，并阐述了各疾病病史、体征、辅助检查、诊断及鉴别诊断，提出治疗方法。为了便于学生复习，每种疾病之后均列出主要内容的思考题。本书供五年制、七年制医学生使用，希望本书的出版能为广大临床医学生内科学的学习提供帮助。

　　本书在编写过程中，各位编者付出了辛勤的劳动，同时也得到了西南医科大学及附属医院领导的鼓励和支持，内科教研室工作人员对稿件的搜集整理付出了许多汗水，特此一并致谢！

　　受编写时间及学术水平所限，书中可能会存在不足之处，希望广大读者批评指正。

编　者

2016 年 9 月

# 目　录

# 第一章　呼吸系统疾病

## 第一节　慢性支气管炎和慢性阻塞性肺疾病

### 一、实习地点：呼吸内科病房

### 二、实习学时：3 学时

### 三、目的要求

1. 掌握慢性支气管炎和慢性阻塞性肺疾病的临床表现、诊断、鉴别诊断及治疗方法。
2. 熟悉慢性支气管炎和慢性阻塞性肺疾病的病理生理及并发症与预防。熟悉慢性阻塞性肺疾病的综合评估方法。
3. 了解慢性支气管炎和慢性阻塞性肺疾病的病因及发病机制。

### 四、实习重点

慢性支气管炎、慢性阻塞性肺疾病的诊断与治疗方法。

### 五、实习内容

#### (一) 慢性支气管炎

慢性支气管炎（chronic bronchitis）简称慢支，是气管、支气管黏膜及其周围组织的慢性非特异性炎症。临床以咳嗽、咳痰为主要症状，或有喘息，每年发病持续 3 个月或更长时间，连续两年以上并排除具有咳嗽、咳痰、喘息症状的其他疾病。

【询问病史】

1. 起病诱因，如吸烟、职业粉尘和化学物质、环境污染、感染因素等。
2. 注意询问咳嗽、咳痰、喘息等症状出现或加重的时间、季节及痰的性状、量、颜色。
3. 有无劳力下降、活动后气短或呼吸困难等。

【体格检查】

1. 一般情况。

2. 早期多无异常体征，急性发作期可在背部或双肺底闻及干啰音、湿啰音，如伴哮喘可闻及哮鸣音并伴呼气时间延长。

【辅助检查】

1. 胸部 X 线检查　早期可无异常，反复发作者可见肺纹理增粗、紊乱，呈网状或条索状、斑点状阴影，以下肺野较明显。

2. 肺功能检查　早期无异常。如有小气道阻塞时，可见最大呼气流速-容量曲线在 75% 和 50% 肺容量时流量明显减低。如吸入支气管扩张药后第一秒用力呼气容积（FEV1）与用力肺活量（FVC）比值（FEV1/FVC）小于 0.7 提示已发展为慢性阻塞性肺疾病。

3. 血液检查　并发感染时，可见白细胞和（或）中性粒细胞增加。

4. 痰培养　可有致病菌生长。涂片可发现革兰氏阳性菌或革兰氏阴性菌，或大量破坏的白细胞及杯状细胞。

【诊断和鉴别诊断】

1. 诊断　反复咳嗽、咳痰或伴喘息，每年患病持续 3 个月，并连续 2 年或以上，排除其他可引起类似症状的慢性疾病。

2. 鉴别诊断　应与支气管哮喘、嗜酸细胞性支气管炎、肺结核、支气管肺癌、支气管扩张、特发性肺纤维化等鉴别。

【治疗】

1. 急性加重期的治疗

（1）控制感染：多依据当地常见病原菌经验性选用抗菌药，一般口服，严重者可静脉给药。如能培养出致病菌，可按药敏选择抗菌药。

（2）祛痰止咳药的应用：咳痰者可选用复方甘草合剂、复方氯化铵合剂、溴己新、盐酸氨溴索、桃金娘油。干咳则选镇咳药如右美沙芬或其合剂等。

（3）平喘：有喘息者可用支气管扩张药，如氨茶碱、茶碱控释剂、短效 $\beta_2$ 受体激动药吸入。

2. 缓解期的治疗

（1）去除诱因：戒烟、避免受凉和其他有害物接触与吸入。

（2）增强抗病能力：加强锻炼、提高免疫能力。

（3）反复呼吸道感染者，可试用免疫调节剂或中药，如流感疫苗、肺炎疫苗、胸腺素等。

**（二）慢性阻塞性肺疾病**

慢性阻塞性肺疾病（chronic obstructive pulmonary disease，COPD）简称慢阻肺，是以持续性气流受限为特征的可以预防和治疗的疾病，其气流受限多呈进行性发展，与气道和肺组织对香烟烟雾等有害气体或有害颗粒的异常慢性炎症反应有关。肺功能检查对确定持续性气流受限有重要意义，吸入支气管扩张药后，FEV1/FVC＜0.7 表明持续气流受限。

【病因】

同慢性支气管炎。

【询问病史】

1. 慢性支气管炎的病史，反复慢性咳嗽、咳痰、喘息等症状。

2. 逐渐加重的呼吸困难，轻者劳动或走路感气短，严重时休息也感气短，是慢性阻塞性肺疾病的标志性症状。

3. 体重下降、食欲减退等。

【体格检查】

早期可无异常体征，随病情进展可出现以下体征：

1. 视诊　桶状胸，部分患者呼吸频率增快、呼吸变浅，严重者有缩唇呼吸。

2. 触诊　双侧语颤减弱。

3. 叩诊　肺部过清音，心浊音界缩小，肺下界和肝浊音界下降。

4. 听诊　两肺呼吸音减低、呼气延长，部分患者可闻及湿啰音和（或）干啰音。

【辅助检查】

1. 肺功能　判断持续气流受限的必备指标，使用支气管扩张药后，$FEV1/FVC<0.7$可确定为持续气流受限。肺总量（TLC）、功能残气量（FRC）和残气量（RV）增高，肺活量（VC）减低，表明肺过度充气。

2. X线检查　早期可无变化，以后出现慢性支气管炎表现，也可出现肺野透光度增加、膈下降、肋间隙增宽等肺气肿改变。X线胸片对慢性阻塞性肺疾病诊断特异性不高，但对鉴别诊断及发现气胸等并发症有意义。

3. 胸部CT　可见慢性小气道病变、肺气肿及并发症表现，其主要作用是排除有相似症状的其他疾病。

4. 动脉血气分析　对判断低氧血症、高碳酸血症、呼吸衰竭类型及酸碱失衡有重要价值。

5. 其他　合并感染时，白细胞升高、中性粒细胞升高。痰培养有细菌生长。

【并发症】

1. 慢性呼吸衰竭。

2. 慢性肺源性心脏病。

3. 自发性气胸。

【诊断与稳定期严重程度评估】

1. 诊断　根据吸烟等高危因素史、症状、体征及肺功能检查等，并排除可引起类似症状和肺功能改变的其他疾病，综合分析确定。肺功能检查见持续气流受限是诊断慢性阻塞性肺疾病的必备条件，使用支气管扩张药后，$FEV1/FVC<0.7$可确定为持续气流受限。

2. 稳定期严重程度评估　多采用综合体系进行评估。

（1）症状评估：可采用改良版英国医学研究委员会呼吸困难问卷（mMRC问卷）进行评估。

（2）肺功能评估：采用GOLD分级，吸入支气管扩张药后$FEV1/FVC<0.7$，依据FEV1下降程度分为4级：$FEV1\% \text{ pred} \geq 80\%$为轻度；$50\% \leq FEV1\% \text{ pred} < 80\%$为中度；$30\% \leq FEV1\% \text{ pred} < 50\%$为重度；$FEV1\% \text{ pred} < 30\%$为极重度。

（3）急性加重风险评估：上一年急性加重$\geq 2$次或$FEV1\% \text{ pred} < 50\%$，均提示今后急性加重风险增加。

依据上述症状、肺功能改变、急性加重风险程度，将稳定期患者分为A、B、C、D组，并根据评估结果选择稳定期治疗药物。

A组：风险低，症状少；FEV1% pred≥50%；上年急性加重≤1 次；mMRC 0～1 级，首选 SAMA 或 SABA。

B组：风险低，症状多；FEV1% pred≥50%；上年急性加重≤1 次；mMRC≥2 级，首选 SAMA 或 LABA。

C组：风险高，症状少；FEV1% pred<50%；上年急性加重≥2 次；mMRC 0～1 级，首选 ICS 加 LABA 或 LAMA。

D组：风险高，症状多；FEV1% pred<50%；上年急性加重≥2 次；mMRC≥2 级，首选 ICS 加 LABA 或 LAMA。

【鉴别诊断】

本病应与如下疾病鉴别：支气管哮喘；其他引起慢性咳嗽、咳痰的疾病如支气管扩张、肺结核、肺癌等；其他引起劳力性气促的疾病如冠心病、高血压性心脏病、心脏瓣膜病等；其他原因导致的肺气肿如老年性肺气肿、代偿性肺气肿等。

【治疗】

1. 稳定期治疗

（1）对患者进行教育，避免危险因素接触。

（2）支气管扩张药：是控制症状的主要措施，有 β₂ 受体激动药、抗胆碱能药物、茶碱类药物。可依严重程度参照综合评估级别选择。

（3）糖皮质激素；对高风险者，可选择吸入糖皮质激素（ICS）与长效 β₂ 受体激动药（LABA）联合。

（4）祛痰治疗：痰不易咳出者，可选盐酸氨溴索、N-乙酰半胱氨酸、羧甲坦等。

（5）长期家庭氧疗（LTOT）。

2. 急性加重期治疗

（1）确定急性加重原因及病情严重程度，确定门诊治疗或住院治疗。

（2）支气管扩张药：药物同稳定期，严重喘息者可给予短效 β₂ 受体激动药、抗胆碱能药物雾化吸入。

（3）低流量吸氧：低氧血症者可吸氧，吸氧浓度一般为 28%～30%，避免吸入高浓度氧。

（4）抗生素：当有呼吸困难加重、咳脓性痰、痰量增加时，可根据当地常见病菌及药敏情况选择抗生素。

（5）糖皮质激素：对住院患者可考虑口服泼尼松 30～40 mg/d，也可静脉滴注甲泼尼龙 40～80 mg/d，连用 5～7 d。

（6）祛痰药：可选溴己新、盐酸氨溴索、半胱氨酸等。

（7）如有呼吸衰竭、肺心病、心力衰竭可参照相关章节治疗内容。

# 六、复习思考题

1. 慢性支气管炎的临床表现有哪些？如何诊断？

2. 慢性阻塞性肺疾病的定义及诊断标准是什么？

3. 慢性阻塞性肺疾病稳定期和急性加重期的治疗原则是什么？

（王文军　范贤明）

## 第二节　慢性肺源性心脏病

## 一、实习地点：呼吸内科病房

## 二、实习学时：3 学时

## 三、实习目的

1. 掌握慢性肺源性心脏病临床表现的特点、诊断方法。
2. 掌握慢性肺源性心脏病呼吸功能不全和心功能不全的处理方法。
3. 了解肺动脉高压与慢性肺源性心脏病的发病机制。

## 四、实习重点

1. 慢性肺源性心脏病的诊断、鉴别诊断。
2. 慢性肺源性心脏病的治疗方法。

## 五、实习内容

慢性肺源性心脏病（cor pulmonale）简称肺心病，是指由支气管-肺组织、胸廓或肺血管病变致血管阻力增加，产生肺动脉高压，继而右心室结构和（或）功能改变的疾病。

【询问病史】

1. 引起本病的病因　支气管-肺组织疾病如慢性阻塞性肺疾病、支气管哮喘、支气管扩张、肺结核、硅沉着病和间质性肺疾病等，胸廓运动障碍性疾病如严重胸廓或脊柱畸形、神经肌肉疾患等，肺血管病如特发性肺动脉高压、慢性血栓性肺动脉高压、肺小动脉炎等。

2. 有无劳动力下降、气促乏力、呼吸困难、发绀等缺氧症状出现时间，此次发作的诱因。咳嗽特点、痰量与颜色、咯血及发热等。

3. 有无头痛、烦躁、意识障碍、抽搐等呼吸衰竭表现。有无呕血、便血、皮肤黏膜出血。

4. 有无食欲减退，腹胀、腹痛，下肢水肿等。

5. 院外治疗情况　特别注意强心药、利尿药及镇静药的应用。

【体格检查】

1. 注意患者的意识、体位、体温、发绀、呼吸困难、颈静脉怒张、肝颈静脉反流征。

2. 注意患者的胸廓畸形情况，桶状胸，语颤减弱，双肺叩诊音的变化，双肺干啰音、湿啰音。

3. 注意患者的心尖冲动位置、剑突下收缩期搏动、心浊音界扩大或缩小、心音、心率、心律、杂音、$P_2$ 亢进等。

4. 注意患者的腹部外形、腹部压痛、肝脾大与压痛、移动性浊音。

5. 注意患者的双下肢水肿、杵状指。

【辅助检查】

1. 胸部 X 线检查　注意原发疾病病变特点、肺气肿征、右肺下动脉扩张、肺动脉段突出、肺动脉圆锥显著突出、右心室肥大。

2. 心电图　有低电压、顺钟向转位、电轴右偏、额面平均电轴≥＋90、肺型 P 波、右心室肥厚、右束支传导阻滞等特点。

3. 超声心动图　右室流出道内径≥30 mm，右室内径≥20 mm，右室前壁厚度≥5 mm，或前壁搏动幅度增强，左/右室内径＜2，右肺动脉内径≥18 mm 或肺动脉干≥20 mm，右心室流出道/左心房内径比值＞1.4，肺动脉瓣曲线出现肺动脉高压征象。

4. 心电向量图　注意右心室和（或）右心房增大征。

5. 肺阻抗血流图及微分图检查　Q-B 时间延长，B-Y 时间缩短，Q-B/B-Y 比值增大。

6. 血气分析　呼吸衰竭：$PaO_2$＜60 mg，$PaCO_2$＞50 mg，pH、$HCO_3^-$ 异常等。

7. 肺功能测定　有严重阻塞性通气功能障碍和肺残气量增加。

8. 血液检查　在急性肺部感染时白细胞升高、中性粒细胞升高。部分患者可出现电解质异常及肝、肾功能异常改变。

【并发症】

1. 肺性脑病。

2. 酸碱平衡失调及电解质紊乱　常见的有呼吸性酸中毒、呼吸性酸中毒合并代谢性酸中毒、呼吸性酸中毒型三重酸碱失衡。

3. 心律失常。

4. 上消化道出血。

5. 休克。

6. 弥散性血管内凝血。

7. 深静脉血栓形成。

【诊断与鉴别诊断】

1. 诊断

（1）有慢性支气管-肺组织病变、胸廓运动障碍性疾病或肺血管疾病的病史、体征。

（2）有肺动脉高压、右心室增大或右心功能不全的临床和检查证据。

2. 鉴别诊断　应与冠状动脉粥样硬化性心脏病、风湿性心瓣膜病、原发性心肌病鉴别。

【治疗】

1. 肺心功能代偿期　采用中西医结合的综合治疗措施，积极治疗原发疾病，延缓疾病进展，加强康复锻炼及营养等。

2. 肺、心功能失代偿期　治疗原则为积极控制感染、畅通呼吸道，改善呼吸功能，纠正缺氧和二氧化碳潴留和心力衰竭，防治并发症。

（1）控制感染：呼吸系统感染是导致肺、心功能失代偿的重要原因，如有呼吸系统感染，需要积极控制感染。

（2）呼吸衰竭治疗：参阅本书"呼吸衰竭"内容。

（3）控制心力衰竭：一般在控制感染、改善呼吸功能、纠正缺氧和二氧化碳潴留后，慢性肺心病心力衰竭便能改善，不需要常规使用利尿药和正性肌力作用药。但对治疗无效或严重心力衰竭者，可适当选用利尿药、正性肌力作用药或血管扩张药。

① 减轻容量负荷——利尿药的应用：原则是作用温和、小量、联合保钾利尿药、间断用药，如氢氯噻嗪（双氢克尿塞）和螺内酯（安体舒通）等。

② 正性肌力药应用：慢性肺心病患者对洋地黄药物耐受性低，易致洋地黄中毒，其使用指征：感染得到控制，呼吸功能已改善，利尿治疗右心功能无改善者；无明显感染的以右心衰竭为主要表现患者；出现急性左心衰竭者；合并室上性快速心律失常。原则是选择小剂量、作用快、排泄快的洋地黄类药物。

③ 血管扩张药：有 $Ca^{2+}$ 离子拮抗药、一氧化氮（NO）、川芎嗪等。

（4）并发症的处理　肺性脑病、酸碱失衡、电解质紊乱、心律失常、上消化道出血、休克、弥散性血管内凝血（DIC）、深静脉血栓形成等的治疗参照有关病变的处理方法进行。

## 六、复习思考题

1. 慢性肺心病的定义及发病机制是什么？
2. 慢性肺心病的诊断标准是什么？
3. 慢性肺心病的并发症有哪些？
4. 简述慢性肺心病失代偿期的治疗方法。

（王文军）

## 第三节　支气管哮喘

## 一、实习地点：呼吸内科病房

## 二、实习学时：3 学时

## 三、实习目的

1. 掌握支气管哮喘的临床表现、诊断、治疗方法。

2. 熟悉支气管哮喘的发病机制。

## 四、实习重点

哮喘的临床表现、诊断与治疗。

## 五、实习内容

【询问病史】

1. 喘息发作的诱因、发作先兆。

2. 起病缓急，胸闷、喘息、咳嗽、呼气性呼吸困难，喘息特点与昼夜间差异。

3. 病程，是否伴随端坐呼吸等情况。

4. 其症状自行缓解或用解痉平喘药的效果，其他药物治疗情况。

5. 哮喘家族史及个人过敏史。

【体格检查】

1. 意识、体位、发绀，呼吸困难特点与类型，三凹征。

2. 肺部呼吸音、哮鸣音及湿啰音，以及哮鸣音的分布与特点。

3. 肺气肿体征。

4. 心率、心律异常、奇脉、胸腹矛盾运动等。

【辅助检查】

1. 痰液检查　涂片嗜酸性粒细胞较多，合并感染时做痰培养可发现致病菌。

2. 肺功能检查　发作时呈阻塞性通气功能障碍，缓解期正常。支气管激发试验或舒张实验阳性。发作时 PEF 下降，其昼夜变异率≥20%。

3. 胸部 X 线/CT 检查　发作时双肺透光度增加，缓解期正常；反复发作者可有肺气肿、肺心病的影像学改变。胸部 CT 可见支气管壁增厚、黏液阻塞。

4. 特异性变应原检查　血清 IgE 增高，皮肤变应原和吸入变应原试验阳性。

5. 血气分析　可出现呼吸性碱中毒，重症或哮喘持续状态可出现 $PaO_2$ 下降、$PaCO_2$ 升高，pH 改变，导致呼吸性酸中毒或复合性酸碱失衡。

【诊断与鉴别诊断】

1. 诊断

（1）反复发作的喘息、呼吸困难、咳嗽、胸闷，多与接触变应原、冷空气、物理、化学刺激、病毒感染、运动等有关。

（2）发作时双肺散在或弥漫性、以呼气相为主的哮鸣音，伴呼气延长。

（3）解痉平喘药治疗有效或能自行缓解。

（4）除外其他原因所致喘息、呼吸困难、咳嗽或胸闷。

（5）症状不典型者，支气管激发或运动试验、支气管扩张试验、昼夜 PEF 变异率任意一项阳性。

符合（1）～（4）条或（4）、（5）条者，可诊断为哮喘。

咳嗽变异性哮喘（CVA）：以咳嗽为唯一症状的不典型哮喘。

胸闷变异性哮喘（CTVA）：以胸闷为唯一症状的不典型哮喘。

哮喘-慢性阻塞性肺疾病重叠综合征（asthma-COPD overlap syndrome，ACOS）：其特征是持续性气流受限，同时具有支气管哮喘和 COPD 的特征。

2. 鉴别诊断

（1）左心衰竭引起的呼吸困难

① 多有高血压、冠状动脉粥样硬化性心脏病、风湿性心脏病等病史和体征。

② 可有突发呼吸困难、端坐呼吸、阵发性咳嗽、咳粉红色泡沫痰，两肺可闻及广泛的湿啰音和哮鸣音，左心界扩大，心尖部闻及奔马律。

③ X 线可见心脏增大及肺淤血征。

（2）慢性阻塞性肺疾病

① 多见于中老年人，有长期吸烟或接触有害气体的病史。

② 有慢性咳嗽、咳痰史，喘息常年存在，有加重期。

③ 有肺气肿征，两肺可闻及湿啰音。

（3）上气道阻塞（喉癌、中央型肺癌、气管结核、异物吸入等）

① 有吸气性呼吸困难、局限性喘鸣、痰中带血。

② 痰查脱落细胞、支气管镜检查可明确诊断。

（4）变态反应性支气管肺曲霉菌病（ABPA）

① 反复喘息，可咳出棕褐色黏痰或呈树枝状支气管管型。

② 痰嗜酸性粒细胞增加，痰涂片或培养可见曲霉菌。

③ 胸部 X 线呈游走性或固定性浸润病灶，CT 示近端支气管扩张。

④ 曲霉菌抗原皮肤试验呈双相反应，GM 试验阳性，血清总 IgE 升高。

【并发症】

1. 气胸、纵隔气肿、肺不张。

2. 慢性并发症 慢性阻塞性肺疾病、支气管扩张、肺心病。

【治疗】

1. 确定并减少危险因素接触。

2. 药物治疗 主要分缓解性药物和控制性药物。

（1）缓解性药物

① 短效 $\beta_2$ 受体激动药（SABA）：治疗急性发作首选药，如沙丁胺醇、特布他林。

② 短效吸入性抗胆碱能药物（SAMA）：如异丙托溴铵。

③ 短效茶碱。

④ 全身用糖皮质激素：如甲泼尼龙琥珀酸钠、琥珀酸氢化可的松等。

（2）控制性药物

① 吸入型糖皮质激素（ICS）：如布地奈德、氟替卡松等。

② 白三烯调节剂：如孟鲁司特。

③ 长效 $\beta_2$ 受体激动药（LABA，不单独使用）。

④ 缓释茶碱。

⑤ 色苷酸钠。

⑥ 抗 IgE 抗体。

⑦ 联合药物（如 ICS/LABA）。

3. 分级治疗

（1）急性发作期：迅速解除气道痉挛，改善低氧血症，恢复肺功能，预防病情进一步恶化或加重，防治并发症。

轻度：经 MDI 吸入 SABA，效果不佳时加用氨茶碱片。

中度：雾化吸入 SABA，可联合应用 SAMA、激素混悬液；静脉注射茶碱类；必要时口服激素。

重度及危重度哮喘：

① 解痉平喘：持续吸入 SABA，联合应用 SAMA、激素混悬液，静脉应用茶碱类药物。

② 氧疗与畅通呼吸道。

③ 尽早静脉应用激素：如甲泼尼龙琥珀酸钠、琥珀酸氢化可的松等，待病情缓解后改口服雾化。

④ 适当补液，纠正酸碱失衡，维持水、电解质平衡。

⑤ 抗感染：根据痰培养病原菌及药敏选择抗生素。

⑥ 机械通气：可选择有创或无创呼吸机治疗。

⑦ 防治并发症。

（2）慢性持续期：进行健康教育，在评估和监测患者哮喘控制水平的基础上个体化治疗，以最小量、最简单的联合治疗、不良反应最少、达到最佳控制哮喘效果为原则。哮喘长期治疗方案分 5 级，对大多数未经治疗的哮喘患者，初始治疗从第 2 级方案开始，每一级中按需使用缓解药物，如果该级治疗方案不能使患者得到控制应升级治疗，当哮喘控制后并能够维持 3 个月以上，可考虑降级治疗。若患者使用最低剂量控制药物使哮喘控制持续 1 年，且哮喘症状不再发作，可考虑停药。

# 六、复习思考题

1. 简述支气管哮喘的诊断标准。

2. 咳嗽变异性哮喘的定义是什么？如何治疗？

（张　莉　范贤明）

## 第四节　支气管扩张症

# 一、实习地点：呼吸内科病房

## 二、实习学时：3 学时

## 三、目的要求

1. 掌握支气管扩张症的诊断、鉴别诊断及治疗。
2. 熟悉支气管扩张症的发病机制。

## 四、实习重点

支气管扩张症的诊断、鉴别诊断及治疗。

## 五、实习内容

【询问病史】

1. 注意询问引起本病的病因，如麻疹、百日咳或支气管肺炎迁延不愈的病史，是否有呼吸道感染反复发作。

2. 其典型症状是慢性咳嗽伴大量脓痰和反复咯血。

3. 慢性咳嗽伴大量脓痰，痰量与体位改变有关，如晨起或入夜卧床时咳痰量增多。

4. 咯血可反复发生，程度不等，从小量痰中带血至大量咯血，咯血量与病情严重程度、病变范围有时不一致。

5. 若反复继发感染，可感到胸闷不适，可出现高热、纳差、盗汗、消瘦、贫血等，严重者可出现气促与发绀。

【体格检查】

1. 早期或干性支气管扩张可无异常肺部体征。

2. 病变重或继发感染时常可闻及下胸部、背部固定的持久的较粗湿啰音及干啰音。

3. 可有杵状指（趾）。

【辅助检查】

1. X 线　早期轻症患者胸部平片示一侧或两侧下肺纹理局部增多及增粗现象。典型的 X 线表现为粗乱肺纹中多个不规则的环状透亮阴影或沿支气管的卷发状阴影，感染时阴影内出现液平面。

2. 体层摄片可见不张肺内支气管扩张和变形的支气管充气征。

3. CT 示柱状、囊样改变。

4. 支气管碘脂质造影可确诊。

5. 纤维支气管镜检查可明确出血、扩张或阻塞部位。

【诊断】

1. 有慢性咳嗽、咳脓痰和反复咯血史，咳痰与体位改变有关。

2. 闻及肺部较固定、局限的湿啰音。

3. X 线示肺部卷发状阴影，CT 可见支气管呈柱状、囊样扩张，支气管碘脂质造影可见明确支气管扩张。

【鉴别诊断】

1. 慢性支气管炎　多发生于中老年吸烟患者，冬春季节反复发作咳嗽、咳痰或喘息，咳白色泡沫痰或黏痰，两肺底有散在的干啰音、湿啰音，X 线片肺纹理增多、紊乱，下肺为甚。

2. 肺脓肿　起病急，有高热、咳嗽、大量脓臭痰，X 线局部浓密阴影，中有空腔液平面。

3. 肺结核　常有低热、盗汗等结核中毒症状，干啰音、湿啰音多位于上肺局部，X 线胸片和痰结核分枝杆菌检查可做出诊断。

4. 先天性肺囊肿　X 线片可见多个边界纤细的圆形或椭圆形阴影，壁较薄，周围组织无炎症浸润，胸部 CT 和支气管造影可协助诊断。

【治疗】

1. 保持呼吸道引流通畅，通过祛痰药、体位引流、支气管扩张药或纤维支气管镜吸痰。

2. 控制感染　全身用药，可根据痰培养药敏选择抗生素；体位引流后雾化吸入抗生素；经纤维支气管镜局部灌洗，注入抗生素。

3. 手术治疗　反复呼吸道感染或大咯血者，其病变范围不超过两个肺叶局限性病变反复发生大咯血、经药物治疗不易控制者首选手术治疗。

## 六、复习思考题

1. 支气管扩张症常见的临床表现是什么？
2. 支气管扩张症诊断要点有哪些？
3. 支气管扩张症如何与肺脓肿、肺结核鉴别？

（陈菊屏）

## 第五节　肺　炎

## 一、实习地点：呼吸内科病房

## 二、实习学时：3 学时

## 三、实习目的

1. 掌握肺炎的分类和诊断程序。
2. 掌握肺炎的经验性治疗。

3. 了解肺炎的病因病理和发病机制。

## 四、实习重点

1. 肺炎的诊断和鉴别诊断。
2. 肺炎的经验性治疗。

## 五、实习内容

【询问病史】

1. 起病情况与诱因 是否急性起病，有无受凉、淋雨、疲劳、酗酒等诱因。

2. 症状特点 有无发热、咳嗽、咳痰、咳脓性痰、痰中带血、胸痛、呼吸困难等症状。

3. 有无恶心、呕吐、腹胀、腹痛、腹泻、食欲减退等。

4. 有无烦躁不安、嗜睡、谵妄、意识模糊、昏迷等。

【体格检查】

1. 注意血压、意识状态、口唇部有无疱疹，注意气管位置。

2. 胸廓扩张度、语音震颤有无异常，叩诊浊音，听诊有无湿啰音、管状呼吸音、语音传导增强，有无胸膜摩擦音。

3. 有无巩膜黄染、肝大等肝功能不全的表现；有无心界异常变化、心律、心音异常等急性心肌损害表现等。

4. 有无面色苍白、四肢厥冷、脉搏细速、血压下降等休克表现。

【辅助检查】

1. 血液学检查 白细胞总数及中性粒细胞升高、核左移，感染严重者可出现白细胞及血小板减低；血 C-反应蛋白（CRP）和降钙素原（PCT）增高；血源性感染者血培养可有致病菌生长。

2. 痰液检查 合格痰标本涂片革兰氏染色可初步发现革兰氏阳性或革兰氏阴性致病菌，痰培养 24~48 h 有致病菌生长时可行药物敏感试验。CAP 常见病原体为肺炎链球菌、支原体、衣原体、流感嗜血杆菌和呼吸道病毒等。HAP 病原体以肺炎克雷伯杆菌、大肠埃希氏菌、鲍曼不动杆菌、铜绿假单胞菌等革兰氏阴性菌为主，且耐药菌比例较高，部分患者为耐甲氧西林金黄色葡萄球菌（MRSA）或真菌感染。

3. 胸部 X 线检查或 CT 检查 可见肺部炎症浸润阴影或实变影，可见支气管充气征；伴有胸腔积液者胸部正位片可见肋膈角变钝、CT 可见新月形胸腔积液征象；间质性肺炎可见肺纹理增粗、网格状改变。

4. 支气管镜检查 有助于明确病因，排除气道异物、结核及肺癌等；经支气管镜应用防污染采样毛刷（PSB）和保护性支气管肺泡灌洗（PBAL）采集支气管肺泡内分泌物，可以提高病原菌培养的阳性率和准确率；支气管-肺泡灌洗治疗能促进炎症的吸收。

【诊断与鉴别诊断】

肺炎的诊断程序分三步：确定肺炎诊断；评估严重程度；确定病原体。

1. 诊断

（1）社区获得性肺炎（community acquired pneumonia，CAP）诊断依据：① 新近出现的咳嗽、咳痰或原有呼吸道疾病症状加重并出现脓性痰，伴或不伴胸痛；② 发热；③ 肺实变体征和（或）闻及湿啰音；④ WBC$>1\times10^9$/L 或$<4\times10^9$/L，伴或不伴中性粒细胞核左移；⑤ 胸部 X 线检查 CT 检查显示片状、斑片状浸润阴影或间质性改变，伴或不伴胸腔积液。前 4 项中任何 1 项加第 5 项，除外非感染性疾病可诊断为 CAP。

（2）医院获得性肺炎（hospital acquired pneumonia，HAP）诊断依据：患者住院过程中出现两个以上的如下表现：① 发热超过 38 ℃；② 脓性气道分泌物；③ 血白细胞增多或减少，并胸部 X 线检查或 CT 检查出现新的或进展的肺部浸润影。包括呼吸机相关性肺炎（ventilator associated pneumonia，VAP）和卫生保健相关性肺炎（healthcare associated pneumonia，HCAP）。

2. 鉴别诊断

（1）上、下呼吸道感染：有咳嗽、咳痰、发热症状，胸部 X 线或 CT 检查无肺实质浸润阴影。

（2）肺结核（干酪样肺炎）：① 全身结核中毒症状，午后低热、盗汗、消瘦、乏力，女性患者月经失调或闭经。② X 线胸片或 CT 可见双肺多发浸润阴影、密度不均，可有空洞或肺内播散。③ 一般抗菌药物治疗无效。④ 痰查结核分枝杆菌阳性。⑤ 血结核蛋白芯片及 γ 干扰素释放试验阳性。

（3）肺血栓栓塞症：① 患者常有静脉血栓的危险因素，如创伤、手术、恶性肿瘤、卧床制动等。② 常见症状为呼吸困难、胸痛、晕厥、咳嗽、咯血等。③ X 线胸片常无异常发现，肺梗死患者可见尖端指向肺门的楔形阴影。CT 肺动脉造影（CTPA）、核素肺通气/灌注扫描、磁共振成像（MRI）等影像学检查及经皮血管穿刺肺动脉造影可明确诊断。

（4）肺癌：肺癌伴发阻塞性肺炎易混淆。① 起病较缓，感染中毒症状不重。② 炎症消退慢，有肺门淋巴结肿大及肺不张。③ 胸部 CT、MRI、PET-CT、支气管镜、痰查脱落细胞检查有助于明确诊断。

（5）非感染性肺部浸润：需要与 X 线检查或 CT 检查影像检查类似肺炎的其他疾病如间质性肺病、肺水肿、肺不张、肺血管炎等鉴别。

3. 评估严重程度　肺炎的严重性决定于 3 个因素：肺部局部炎症程度、肺部炎症的播散速度、全身炎症反应程度。

当肺炎患者出现急性呼吸衰竭、气体交换严重障碍伴高碳酸血症或持续低氧血症需要机械通气支持，血流动力学障碍、外周灌注不足需要循环支持和加强监护与治疗可认为是重症肺炎。美国感染疾病学会/美国胸科协会（IDSA/ATS）2007 年制订 CAP 重症肺炎的主要标准为：① 需要有创机械通气；② 感染性休克需要血管收缩药治疗。次要标准：① 呼吸频率每分钟$>30$ 次；② 氧合指数$\leq250$；③ 多肺叶浸润；④ 意识障碍/定向障碍；⑤ 氮质血症（$\geq7$ mmol/L）；⑥ 白细胞减少（$<4\times10^9$/L）；⑦ 血小板减少（$<100\times10^9$/L）；⑧ 低体温（$<36$ ℃）；⑨ 低血压，需要强力的液体复苏。符合 1 项主要标准或 3 项次要标准以上者诊断为重症肺炎，应收入呼吸重症监护病房（RICU）治疗。

4. 确定病原体　临床应尽可能在应用抗菌药物前采集痰、血液、胸腔积液等标本送检细菌培养，以期取得致病病原体并进行抗菌药物敏感试验，以指导抗菌药物的应用。

【治疗】

1. 一般治疗 休息，补充足够热量、蛋白质及增强免疫支持治疗，注意维持水、电解质和酸碱平衡。

2. 抗感染药物治疗 抗感染治疗是感染性肺炎治疗的关键环节，包括经验性治疗和抗病原体治疗（靶向/目标治疗）。

CAP：青壮年、无基础疾病患者，常用青霉素类、第一代头孢菌素，对耐药肺炎链球菌选用莫西沙星、左氧氟沙星等呼吸氟喹诺酮类抗菌药物。老年人、有基础疾病或住院患者，选用呼吸氟喹诺酮类、第二/三代头孢菌素、β内酰胺类/β内酰胺酶抑制药或亚胺培南、美罗培南等碳青霉烯类抗菌药物。

HAP：常用第二/三代头孢菌素、β内酰胺类/β内酰胺酶抑制药、呼吸氟喹诺酮类、碳青霉烯类抗菌药物，痰、血、胸腔积液等培养结果为 $G^+$ 球菌者可用万古霉素、替考拉宁或利奈唑胺，真菌感染者选用氟康唑或伏立康唑抗感染治疗。

重症肺炎初始经验性抗感染治疗原则为"重拳出击"。抗菌药物选择原则为广谱、强力、足量、联合。对合并呼吸衰竭、脓毒性休克等多器官功能不全的患者应加强监护，给予呼吸机辅助通气、血管活性药物等器官功能支持治疗。

3. 疗效判定 抗感染药物应用后 48～72 h 应评价治疗是否有效。治疗有效表现为体温下降，咳嗽、咳痰、胸痛、呼吸困难缓解，肺部湿啰音减少，食欲及精神状态好转，血白细胞、中性粒细胞、C-反应蛋白（CRP）及降钙素原（PCT）下降。CAP 抗感染疗程为 7～10 d 或体温降至正常后 72 h 停药。HAP 抗感染疗程一般为 2～3 周。停用抗菌药物标准：体温≤37.8 ℃；心率≤100 次/分钟；呼吸频率≤24 次/分钟；收缩压≥90 mmHg；$PaO_2$≥60 mmHg 或 $SaO_2$≥90％（呼吸室内空气）；能够口服进食；精神状态正常。任何一项未达到则继续抗感染治疗。

肺炎患者抗感染治疗 48～72 h 病情无改善称为无反应性肺炎。可能原因为：抗菌药物未能覆盖致病菌，或细菌耐药；特殊病原体感染，如结核分枝杆菌、真菌、病毒、寄生虫等；出现肺脓肿、脓胸等并发症；中央气道狭窄或阻塞、痰液引流不畅；存在免疫抑制等因素（如 HIV 感染等）；非感染性疾病误诊为肺炎；药物热。

# 六、复习思考题

1. 何谓 CAP？何谓 HAP？
2. 肺炎的诊断程序是什么？
3. 肺炎的治疗要点是什么？
4. 无反应性肺炎的可能原因是什么？

（李　多）

## 第六节　肺脓肿

## 一、实习地点：呼吸内科病房

## 二、实习学时：3 学时

## 三、实习目的

1. 掌握肺脓肿的诊断、鉴别诊断。
2. 掌握肺脓肿治疗原则和方法。
3. 了解肺脓肿的病因与发病机制。

## 四、实习重点

肺脓肿的诊断与治疗。

## 五、实习内容

【询问病史】

1. 起病情况，有无寒战、高热、有无咳嗽或伴咯血、大量脓性痰，有无胸痛，注意痰的颜色、性状、气味及痰量，大量脓痰咳出后症状减轻。血源性肺脓肿：可无大量脓痰。

2. 起病诱因　有无咽部、口腔疾病，有无口腔手术、昏迷、醉酒和外伤、皮肤感染等病史。

3. 有无头晕乏力、贫血、消瘦。

4. 有无并发症如脓胸、心包炎、脑脓肿的相应症状。

【体格检查】

1. 一般情况　包括消瘦、贫血、意识状态、呼吸困难、体温等。

2. 检查气管位置、胸廓扩张度、语颤增强，叩诊浊音，肺部湿啰音、异常支气管呼吸音、语音传导增强、胸膜摩擦音。

3. 有无杵状指及下肢水肿。

4. 血源性肺脓肿　体征可不明显。

【辅助检查】

1. 血细胞分析　白细胞总数及中性粒细胞升高、核左移，血 C-反应蛋白（CRP）和降钙素原（PCT）增高；血源性肺脓肿血培养可有致病菌生长。

2. 痰液检查　痰涂片及培养多为以厌氧菌为主的混合性感染。

3. 胸部 X 线检查或 CT 检查　早期呈大片浓密炎症影，病程 10～14 d，炎症部位有厚壁空洞，内有液平面。慢性肺脓肿空洞壁变厚，周围炎症减少。

4. 支气管镜检查　有助于明确病因、病原学诊断以及治疗。

【诊断与鉴别诊断】

肺脓肿临床类型分为吸入性（原发性）肺脓肿、继发性肺脓肿、血源性肺脓肿。病程<3 个月者为急性肺脓肿，病程≥3 个月者为慢性肺脓肿。

1. 诊断

（1）诱因：有口腔手术、昏迷、醉酒、呕吐吸入、异物吸入等。

（2）起病急，寒战、高热、咳嗽伴咳大量脓痰、胸痛，纳差，乏力等。

（3）脓臭痰咳出后，全身感染中毒症状好转，体温有所下降。

（4）体征：叩诊浊音，语颤增强，呼吸音减低，可闻及湿啰音和管状呼吸音；慢性肺脓肿有杵状指（趾）、贫血、消瘦。

（5）实验室检查：白细胞总数及中性粒细胞升高，核左移；血 CRP 和 PCT 增高。脓性痰静置后分为 3 层：表面为泡沫，中间为黏液或黏液脓性物质，底层为坏死组织。痰培养可获得病原菌，药敏试验可指导敏感抗菌药物应用。

（6）胸部 X 线检查或 CT 检查：早期呈大片浓密炎症影，病程 10～14 d。在炎症影内有含液平面的厚壁空洞。慢性期的脓肿壁变厚，周围炎症减少。

2. 鉴别诊断

（1）肺脓肿早期：应与细菌性肺炎相鉴别。

（2）肺部空洞形成：应与空洞型肺结核、肺囊肿、肺大泡继发感染，以及肺癌性空洞相鉴别。

【治疗】

1. 一般治疗　休息，支持治疗：注意热卡及蛋白补充，应用免疫增强剂。

2. 抗菌药物应用　吸入性肺脓肿一般选用青霉素，轻者 120 万～240 万 U/d、病情严重者可用 1000 万 U/d 静脉滴注，青霉素过敏者可用林可霉素 1.8～3.0 g/d 静脉滴注或用克林霉素 0.6～1.8 g/d 或甲硝唑 0.4 g，每日 3 次，口服或静脉滴注。吸入性肺脓肿停用抗菌药物指征为症状、体征消失，胸部 X 线或 CT 影像学病变空洞消失、仅残留纤维条索影，抗感染总疗程为 2～3 个月。血源性肺脓肿以球菌感染为主，抗菌药物根据血培养细菌药敏结果选用敏感抗菌药物治疗，耐甲氧西林的葡萄球菌选用万古霉素 1.0 g，每 12 h 静脉滴注，疗程 2～3 周。

3. 加强引流　体位引流；中央型肺脓肿行支气管镜灌洗，外周型肺脓肿经皮置管引流灌洗治疗。

4. 手术　巨大厚壁空洞，经内科治疗无效，并存在大咯血、支气管胸膜瘘，肺癌阻塞支气管等可手术治疗。

# 六、复习思考题

1. 吸入性肺脓肿的好发部位是哪里？
2. 吸入性肺脓肿的抗菌药物的选择方案是什么？

（李　多　范运斌）

## 第七节  原发性支气管肺癌

### 一、实习地点：呼吸内科病房

### 二、实习学时：3 学时

### 三、目的要求

1. 掌握原发性支气管肺癌的常见症状、早期诊断及治疗原则。
2. 熟悉原发性支气管肺癌的影像学特点和病理组织学分类。
3. 了解低剂量螺旋 CT 是目前筛查肺癌有价值的方法。

### 四、实习重点

原发性支气管肺癌的早期诊断及治疗原则。

### 五、实习内容

【询问病史】

1. 早期可无症状或有以下症状　包括刺激性干咳、少痰或无痰、痰血或咯血、气短或喘鸣、发热、体重下降。

2. 肿瘤局部扩展及远处转移引起的症状　包括胸痛、声音嘶哑、吞咽困难、头痛、恶心、呕吐、骨痛及病理性骨折等。

3. 有无副癌综合征及类癌综合征表现。

4. 有无吸烟史及被动吸烟，烟龄及吸烟量；有无生物燃料接触史及长期烹饪史；有无肺癌家庭史；有无职业暴露史；有无相关疾病史（慢性阻塞性肺疾病或肺结核等）。

【体格检查】

1. 有无消瘦，有无锁骨上淋巴结肿大，头面部、颈部有无水肿，胸壁静脉有无曲张。

2. 患侧有无瞳孔缩小，上睑下垂，眼球内陷，额部与胸壁少汗或无汗。

3. 气管有无移位，胸部叩诊有无浊音，听诊有无呼吸音减低。

4. 肝有无增大，有无杵状指。

【辅助检查】

1. 影像检查

（1）X 线胸片或 CT：中央型肺癌有肺门肿块，肺门或纵隔淋巴结肿大，支气管阻塞，肺不张，倒"S"状征象，继发性感染或肺脓肿，支气管狭窄。周围型肺癌为圆形或类圆形肿块影，边缘常呈分叶状，伴有脐凹或细毛刺、胸膜凹陷征、支气管充气征和空泡征及癌性空洞。少数患者可表现为双肺大小不等的结节状播散病灶，随着病情进展逐渐增多增大，甚至融合成肺炎性片状阴影，有时可见支气管充气征。胸膜转移有胸腔积液。

（2）磁共振成像（MRI）：与 CT 相比，在明确肿瘤与大血管之间的关系上有优越性，而在发现小病灶（≤5 mm）方面不如 CT 敏感。

（3）PET-CT：有条件者推荐使用，是肺癌诊断、分期与再分期、疗效评价和预后评估的最佳方法。

2. 痰及胸腔积液脱落细胞检查　对本病诊断很有价值。

3. 支气管镜检查　经支气管镜肺活检、灌洗、刷检、针吸对肺癌的诊断提供重要帮助。

4. 淋巴结或经皮肺穿刺　浅表淋巴结针吸或活检、CT 引导下经皮针吸或肺穿刺活检有重要意义。

5. 纵隔镜或内科胸腔镜检查　纵隔镜有利于肺癌的诊断及 TNM 分期，内科胸腔镜主要用于确定胸腔积液或胸膜肿块的性质。

6. 外科胸腔镜或开胸肺活检　经上述检查手段未能确诊，可以考虑外科胸腔镜或开胸肺活检，但应根据患者的年龄、肺功能等仔细权衡利弊决定。

7. 肿瘤标记物检查　CEA、NSE、CYFRA21-1、ProGRP、SCC 等联合检查时，对肺癌的诊断和病情监测、随访有一定的参考价值。

【诊断】

肺癌的预后与早期诊断密切相关，应大力提倡早期诊断和对高危人群进行筛查。做到肺癌早期诊断需要加强以下工作：① 普及肺癌防治知识，对 40 岁以上长期重度吸烟或有危险因素接触史者应该每年体检，行低剂量螺旋 CT 进行筛查；② 发展新的早期诊断方法；③ 重点排查有高危因素的人群或有下列可疑征象者：

1. 无明显诱因的刺激性咳嗽持续 2～3 周，治疗无效。

2. 原有慢性呼吸道疾病、咳嗽性质改变。

3. 短期内持续或反复痰中带血或咯血且无其他原因可解释。

4. 反复发作的同一部位的肺炎，特别是肺段肺炎。

5. 原因不明的肺脓肿，无中毒症状，无大量脓痰，无异物吸入史，抗感染治疗效果不显著。

6. 原因不明的四肢关节疼痛及杵状指（趾）。

7. 影像学提示局限性肺气肿或段、叶性肺不张。

8. 孤立性圆形病灶和单侧肺门阴影增大。

9. 原有肺结核病灶已稳定而形态或性质发生改变。

10. 无中毒症状的胸腔积液，尤其是呈血性、进行性增加者。

【治疗】

根据支气管镜、淋巴结或经皮肺穿刺等检查手段明确肺癌的诊断，并进行病理分型和TNM 及临床分期，结合患者身体情况采取综合治疗措施。

非小细胞肺癌（NSCLC）：Ⅰ、Ⅱ期和部分Ⅲ期（可完全性切除）患者采用以手术为主的综合治疗，部分Ⅲ期（不可完全性切除）患者采用同步或序贯化放疗为主的综合治疗，Ⅳ期采用以靶向和化疗为主的综合治疗。

小细胞肺癌（SCLC）：Ⅰ期患者采用手术＋辅助化疗，Ⅱ、Ⅲ期采用同步或序贯化放疗，达到疾病控制者推荐行预防性全脑放疗；Ⅳ期采用以化疗为主的综合治疗。化疗有效患者建议行预防性全程放疗。

1. 手术治疗　适用于Ⅰ、Ⅱ期和部分Ⅲ期（可完全性切除）NSCLC 和Ⅰ期 SCLC（T1-2N0M0）患者。

2. 放疗　可分为根治性、姑息性、辅助性和预防性放疗。

3. 化疗　根据不同病理类型选择不同化疗方案

SCLC 常用方案有　EP、EC、IP、IC 等。

NSCLC 常用方案有　NP、TP、GP、DP、AP 等。

4. 靶向治疗　对于 EGFR 基因和 ALK 融合基因检测阳性的晚期 NSCLC 患者，可采用一线治疗，目前常用的药物有吉非替尼、厄洛替尼、埃克替尼和克唑替尼。

5. 其他治疗　包括免疫治疗、介入治疗、生物反应调节剂治疗、中医药治疗等。

## 六、复习思考题

1. 患者出现哪些征象高度提示肺癌？
2. 副癌综合征的定义和临床表现各是什么？
3. 中央型肺癌的 X 线片或 CT 表现有哪些？
4. 肺癌有哪些治疗措施？

（黄成亮　范贤明）

# 第八节　胸腔积液

## 一、实习地点：呼吸内科病房

## 二、实习学时：3 学时

## 三、目的要求

1. 掌握胸腔积液的诊断步骤。
2. 熟悉胸腔积液的鉴别诊断思路。

## 四、实习重点

胸腔积液的诊断及鉴别诊断思路。

# 五、实习内容

【询问病史】

1. 病程长或短，起病缓或急，病情进展情况，发病年龄及性别。

2. 胸膜激惹及胸腔积液压迫表现：有无胸痛（胸痛性质，是否与深呼吸、咳嗽等相关）、咳嗽、咳痰（痰液性状如何）、呼吸困难（程度如何、有无诱因）。

3. 原发疾病表现

(1) 心、肝、肾、低蛋白血症等基础疾病表现：是否有心悸、气促、心前区压榨感、夜间阵发性呼吸困难、端坐呼吸、双下肢水肿，是否有黄疸、厌油、纳差、乏力、恶心、呕吐、腹胀、腹痛、腹泻、肝区疼痛、呕血、便血，是否有颜面水肿、少尿或无尿、腰痛、血尿等。

(2) 感染性疾病表现：有无咳嗽、咳痰、胸痛、咯血（咯血量、新鲜或陈旧出血）、畏寒、寒战、发热、夜间盗汗、乏力、纳差、体重下降等。

(3) 非感染性疾病表现：有无刺激性干咳、咯血、胸痛、呼吸困难，有无皮疹（皮疹部位、皮损范围、类型、是否日光敏感、有无瘙痒等）、口腔溃疡、关节肿痛、水肿（水肿部位范围如何）等。

4. 起病后诊治情况及院外用药后治疗反应　院外是否曾行胸膜腔穿刺抽液或胸腔闭式引流术等，院外引流胸腔积液情况（引流次数、胸腔积液性状及性质、胸腔积液引流量等）。

5. 既往史　有无心、肝、肾等基础疾病，有无高血压、糖尿病及结核病史，有无外伤、手术史，是否按卡定期行预防接种。

6. 个人史　有无结核接触史，是否来自疫区，有无疫水接触史及生食鱼虾等不洁嗜好，有无烟、酒嗜好，有无冶游史，职业史、月经史、婚育史如何。

7. 家族史　家族中是否有类似疾病患者。

【体格检查】

1. 体温、呼吸、脉搏、血压。

2. 胸腔积液占位体征　气管是否居中，双侧胸廓是否对称，双侧呼吸动度是否一致，有无胸廓压痛、语颤减弱，有无胸膜摩擦感，叩诊浊音或实音，呼吸音减低或消失，有无胸膜摩擦音及支气管呼吸音。

3. 原发疾病体征　有无皮肤或黏膜黄染、皮疹、溃疡、脱发或断发、淋巴结肿大、骨关节畸形及红肿、有无水肿（水肿部位及范围、是否为凹陷性等）。

【辅助检查】

1. X线　患侧肋膈角变钝，患侧膈上抬，可了解胸腔积液多少，是否有包裹或粘连，是否有胸膜增厚。

2. CT　显示胸腔积液，宜抽液治疗后检查，可显示肺内病变、胸膜病变及纵隔、气管旁淋巴结等病变。

3. 超声　灵敏度高，定位准确，常用于估计胸腔积液的深度及积液量，并可协助穿刺定位。

4. 胸腔积液送检　常规及生化检测有助于鉴别漏出液及渗出液（遵循 Light 标准），还有腺苷脱氨酶检测（诊断结核性胸膜炎敏感度较高）、病原学检测（如抗酸杆菌等）、免疫学检测、肿瘤标志物检测、脱落细胞学检查。

5. 支气管镜检查　适用于咯血或疑有气道阻塞及气道新生物者。

6. 胸腔镜或剖胸直视下胸膜活检　可大大提高病因诊断率。

【诊断与鉴别诊断】

1. 诊断

（1）确定有无胸腔积液：症状＋体征＋影像学检查。

（2）鉴别漏出液与渗出液：胸腔积液常规＋胸腔积液生化检测（参照 Light 标准：胸腔积液/血清蛋白＞0.5；胸腔积液/血清 LDH＞0.6；胸腔积液 LDH 水平大于血清正常值高限的 2/3。符合前述任何一条可诊断为渗出液）。

（3）寻找胸腔积液病因

① 漏出液。A. 心力衰竭：多为双侧，右侧常多于左侧。B. 肝硬化：常伴有腹水。C. 肾病综合征。多为双侧，肺底积液，常伴颜面等水肿。D. 低蛋白血症：常伴全身性水肿。

② 渗出液。A. 感染性：a. 结核性胸膜炎。青壮年好发，常伴结核中毒症状，胸腔积液多呈草黄色、易于包裹；b. 类肺炎性胸腔积液：多有呼吸道症状及全身感染中毒症状，若积液呈脓性则称为脓胸。B. 非感染性：a. 恶性胸腔积液，恶性肿瘤直接侵犯或转移至胸膜所致，中老年好发，胸腔积液多呈血性，增长迅速；b. 风湿免疫系统疾病，常伴多脏器受累表现，自身抗体谱、类风湿因子、补体等检测可为阳性。

2. 鉴别诊断

（1）胸痛：注意与气胸、血胸、纵隔气肿、肺栓塞、心绞痛、心肌梗死、胸主动脉瘤（夹层动脉瘤）、急性心包炎、急性胆囊炎、反流性食管炎、肋间神经痛、肋软骨炎、带状疱疹等鉴别。

（2）呼吸困难：注意与气道阻塞性疾病、气胸、心功能不全、肺栓塞、癔症等鉴别。

（3）各种胸腔积液病因鉴别。

【治疗】

1. 一般治疗　包括休息、营养支持、对症处理。

2. 局部治疗

（1）胸膜腔穿刺抽液：注意首次抽液＜700 ml，以后每次＜1000 ml，缓慢抽液，以防发生复张性肺水肿等。结核性胸膜炎：尽快抽尽积液，以防胸膜粘连，可每周抽液 2～3 次，感染中毒症状重、胸腔积液生产过快者，抗结核治疗同时可尝试给予糖皮质激素治疗。

（2）胸腔闭式引流术：注意缓慢、间断引流胸腔积液，以防发生复张性肺水肿等。

① 胸腔镜手术术前准备（引流胸腔积液后造人工气胸）。

② 脓胸治疗：引流胸腔积液后可反复冲洗胸腔，但合并支气管胸膜瘘者不宜冲洗胸腔。

③ 恶性胸腔积液治疗：引流胸腔积液后可行化学性胸膜固定术以期减少胸腔积液。

3. 病因治疗

（1）抗结核治疗。

（2）抗感染治疗。

（3）抗肿瘤治疗。

（4）其他病因：纠正心力衰竭、改善肝肾功能，纠正低蛋白血症，应用免疫抑制药等。

4.外科治疗

（1）慢性脓胸：可行胸膜剥脱术。

（2）结核胸膜炎：胸膜广泛粘连或严重包裹性胸腔积液者，可行粘连带松解术等。

## 六、复习思考题

1.胸腔积液的产生机制是什么？

2.如何鉴别漏出液与渗出液？

3.胸腔积液的常见病因有哪些？

4.胸腔积液的诊断步骤如何？

（傅玉琼　范贤明）

# 第九节　呼吸衰竭

## 一、实习地点：呼吸内科病房

## 二、学习学时：3学时

## 三、目的要求

掌握呼吸衰竭（respiratory failure）的诊断要点、发病机制和治疗；熟悉呼吸衰竭的病因和分类。

## 四、实习重点

呼吸衰竭的治疗。

## 五、实习内容

【询问病史】

1.有无相关的基础疾病　如慢性阻塞性肺疾病、支气管哮喘、矽肺、支气管扩张、肺纤维化、严重的肺结核、各种心脏疾病、胸廓及胸膜疾病、神经肌肉疾病等。

2.病因相关病史及临床表现　有无异物吸入，有无头胸部外伤，有无镇静药或其他药物、毒物使用，有无咳嗽、咳痰、咯血、胸痛及双下肢水肿、有无呼吸困难，有无端坐位呼吸或夜间阵发性呼吸困难，有无喘息，有无肢体活动障碍等。

3. 呼吸衰竭相关的临床表现　有无烦躁、记忆力和（或）认知力下降，有无睡眠倒错、嗜睡甚至昏迷。

4. 并发症相关的症状　如肺性脑病，出血倾向、酸碱失衡、电解质紊乱和气胸等病史。

【体格检查】

1. 多有发绀及肺气肿体征，双肺叩诊呈过清音，桶状胸、肋间隙增宽等，双肺可闻及干啰音、湿啰音。并发气胸者或大量胸腔积液者可有该侧呼吸音消失，叩诊呈鼓音或浊音。如为血栓脱落致急性肺栓塞者可有肺实变征。

2. 有无心律失常、心界扩大或缩小、肝增大、肝-颈征阳性及双下肢凹陷性水肿等体征、$P_2$ 亢进、剑突下心脏搏动。

3. 神经系统体征　有无球结膜水肿、肌肉震颤、抽搐及扑翼样震颤、脑疝等表现。脑炎患者会出现脑膜刺激征等。

【辅助检查】

1. 痰涂片及培养　多有革兰氏阴性菌等。

2. X 线或 CT　特点为肺纹理增粗、肺气肿征或气胸、肺实变、支气管扩张、肺毁损、肺大疱等。

3. 血气分析　动脉血氧分压（$PaO_2$）＜60 mmHg 和（或）二氧化碳分压（$PaCO_2$）＞50 mmHg。

4. 肺功能　存在通气功能障碍和（或）换气功能障碍。

【诊断要点】

1. 病史　慢性呼吸衰竭多在中年后起病，常有慢性阻塞性肺疾病史，有肺部感染、镇静药及氧疗不当等诱因。急性呼吸衰竭患者常常有溺水、上气道异物堵塞、急性理化损害等；病情严重者可有神经精神症状，如头痛、兴奋、睡眠颠倒及嗜睡昏迷等。

2. 体征　不同的病因可以表现为不同体征，临床上最常见的有肺气肿征，双肺闻及干啰音、湿啰音，$P_2$ 亢进，剑突下心脏搏动明显，球结膜水肿、脑疝及扑翼样震颤等。

3. 辅助检查　单纯缺氧者，$PaO_2$＜60 mmHg 为 Ⅰ 型呼吸衰竭，伴有二氧化碳潴留（$PaCO_2$＞50 mmHg）为 Ⅱ 型呼吸衰竭。X 线或 CT 可有肺气肿征，肺纹理粗乱、肺实变等。

【治疗】

1. 去除诱发因素。

2. 保持呼吸道通畅

（1）祛痰止咳：可用复方甘草合剂、溴己新（必嗽平）、鲜竹沥、盐酸氨溴索等。

（2）解痉平喘：给予沙丁胺醇、特布他林雾化吸入，必要时联合噻托溴铵或溴化异丙托品吸入，氨茶碱或多索茶碱口服或静脉滴入，必要时用激素，如雾化吸入布地奈德或口服泼尼松，严重者可静脉用氢化可的松、甲泼尼龙。

（3）人工气道：对咳嗽无力、神志不清者可建立人工气道，如气管插管、气管切开等。

（4）呼吸道湿化：补液，碳酸氢钠联合沐舒坦雾化吸入。

3. 合理氧疗　一般采用持续低流量吸氧，特别是 Ⅱ 型呼衰者，吸氧流量控制在 1～2 L。

4. 控制感染　按有效、足量、联合、低毒的原则选用有效抗生素。

5. 增加通气量　对有通气不足者，可给予呼吸兴奋药或辅以呼吸机治疗。

6. 并发症处理　纠正电解质紊乱、酸碱失衡，合并气胸者可行排气处理，合并血栓形成可给予溶栓抗凝处理，为防止消化道出血可以选用胃黏膜保护药，防止 DIC 或微血栓形成，可以使用活血化瘀药物。

7. 支持治疗　慢性者病程长，全身状况多衰竭，加强支持治疗可改善预后。

8. 其他治疗

（1）心力衰竭治疗：首选利尿药，慎用正性肌力药物如洋地黄类等，利尿药选择短效、间断、保钾和排钾联合使用。

（2）肺性脑病：给予肺脑合剂，必要时呼吸机辅助呼吸，禁用镇静药。

（3）消化道出血：给予奥美拉唑或埃索美拉唑等治疗，同时进行病因治疗。

（4）DIC：用右旋糖酐-40（低分子右旋糖酐）及小剂量肝素等治疗。

（5）过度换气：急性呼吸衰竭者或慢性呼吸衰竭患者呼吸机使用不当，可因过度换气而出现兴奋抽搐、口角发麻等呼吸性碱中毒表现，除治疗原发病外，可给予醋氮酰胺或回吸呼出气体等方法处理，使用呼吸机的患者可以调整呼吸机参数，必要时可以反比通气。

## 六、复习思考题

1. 呼吸衰竭缺 $O_2$ 和 $CO_2$ 潴留产生的机制是什么？

2. 为何在治疗慢性呼吸性酸中毒时易产生代谢性碱中毒？

3. 呼吸衰竭时应用人工通气的指征有哪些？

（熊　彬）

# 第十节　肺血栓栓塞症

# 一、实习地点：呼吸内科病房

# 二、实习学时：3 学时

# 三、目的要求

掌握肺血栓栓塞症的诊断、鉴别诊断和治疗；熟悉肺血栓栓塞症的发病机制。

# 四、实习重点

肺血栓栓塞症的诊断、鉴别诊断及治疗。

## 五、实习内容

【询问病史】

1. 注意询问引起肺血栓栓塞症的病因，如骨折、创伤、手术、恶性肿瘤和口服避孕药等。

2. 典型的表现为胸痛、咯血、呼吸困难及气促。

3. 可以出现咳嗽、心悸、晕厥、烦躁不安、惊恐甚至濒死感。

【体格检查】

1. 呼吸急促　呼吸频率每分钟大于 24 次，是最常见的体征。

2. 心动过速。

3. 血压变化，严重时可出现休克。

4. 发绀。

5. 发热。

6. 颈静脉充盈或搏动。

7. 肺部可闻及哮鸣音和（或）细湿啰音，偶可闻及血管杂音。

8. 胸腔积液的相应体征。

9. 肺动脉瓣区第二音亢进或分裂，$P_2 > A_2$，三尖瓣区收缩期杂音。

10. 深静脉血栓体征　患肢肿胀、周径增粗、疼痛或压痛、浅静脉扩张、皮肤色素沉着、行走后患肢易疲劳或肿胀加重。

【诊断及辅助检查】

1. 根据临床情况疑诊肺血栓栓塞症（pulmonary thromboembolism，PTE）患者出现上述临床症状及体征，应进行如下检查。

（1）动脉血气分析：常表现为低氧血症，肺泡-动脉血氧分压差 $[P_{(A-a)}O_2]$ 增大。

（2）心电图：可出现 $V_1 \sim V_4$ 的 T 波改变和 ST 段异常；部分病例可出现 $S_I Q_{III} T_{III}$ 征（即 I 导 S 波加深，III 导出现 Q/q 波及 T 波倒置）。

（3）胸部 X 线平片：可表现为区域性肺血管纹理变细、稀疏或消失；肺野局部浸润性阴影；尖端指向肺门的楔形阴影；肺不张；右下肺动脉干增宽或伴截断征；肺动脉段膨隆以及右心室扩大征；少至中量胸腔积液征等。

（4）超声心动图：可在右房或右室发现血栓。

（5）血浆 D-二聚体（D-dimer）测定：D-二聚体对急性 PTE 有较大的排除诊断价值，若其含量低于 $500 \mu g/L$，可基本除外急性 PTE。

（6）下肢深静脉检查：超声检查最简便。

2. 对疑诊病例进一步明确诊断

（1）核素肺通气/灌注扫描：典型征象是呈肺段分布的肺灌注缺损，并与通气显像不匹配。

（2）螺旋 CT 和电子束 CT 造影：直接征象为肺动脉内的低密度充盈缺损；间接征象包括肺野楔形密度增高影，条带状的高密度区或盘状肺不张。

（3）磁共振成像（MRI）：发现段以上肺动脉内栓子。

（4）肺动脉造影：肺血管内造影剂充盈缺损。

3. PTE 的临床分型

（1）急性肺血栓栓塞症

① 高危（大面积）PTE：临床上以休克和低血压为主要表现，即体循环动脉收缩压 <90 mmHg，或较基础值下降幅度≥40 mmHg，持续 15 min 以上。此型患者病情变化快，预后差。

② 中危（次大面积）PTE：血流动力学稳定，但存在右心功能不全和（或）心肌损伤。

③ 低危（非大面积）PTE：血流动力学稳定，无右心功能不全和心肌损伤。

（2）慢性血栓栓塞性肺动脉高压：临床表现为呼吸困难、乏力、运动耐量下降。影像学检查示肺动脉阻塞、慢性血栓栓塞征象；右心导管检查示静息肺动脉平均压＞25 mmHg。

【鉴别诊断】

1. 冠心病心绞痛　主要表现为发作性胸骨后疼痛，休息或含化硝酸甘油可缓解。

2. 急性心肌梗死　主要表现为严重而持久的胸痛，心电图特征性表现为病理性 Q 波，损伤性 ST 段抬高，缺血性 T 波倒置。血清肌酸磷酸激酶和乳酸脱氢酶升高。

3. 细菌性肺炎　主要表现为畏寒、寒战、发热、胸痛、咳嗽、咳痰或痰中带血。血白细胞计数升高。X 线胸片示早期肺纹增粗、模糊，以后可出现均匀性密度增高影。

【治疗】

1. 急性 PTE 的治疗

（1）一般处理：对高度疑诊或确诊 PTE 的患者，应进行严密监护，检测呼吸、心率、血压、静脉压、心电图及血气的变化，绝对卧床，避免用力；可适当使用镇静药、止痛药；对于发热、咳嗽等症状可给予相应的对症治疗。

（2）呼吸循环支持治疗：采用经鼻导管或面罩吸氧纠正低氧血症。当出现呼吸衰竭时，可使用经鼻（面）罩无创性机械通气或经气管插管行机械通气。

（3）溶栓治疗：主要适用于大面积 PTE 病例，无禁忌证的次大面积 PTE 可考虑使用。溶栓时间窗为 14 d 以内，但近期有新发 PTE 可适当延长。常用的溶栓药物有尿激酶（UK）、链激酶（SK）和重组组织型纤溶酶原激活剂（rtPA）。

（4）抗凝治疗：目前临床上应用的抗凝药物主要有普通肝素、低分子肝素和华法林。

（5）肺动脉血栓摘除术：适用于经积极保守治疗无效的紧急情况。

（6）肺动脉导管碎解和抽吸血栓。

（7）静脉滤器：为防止下肢深静脉大块血栓再次脱落阻塞肺动脉，可于下腔静脉安装过滤器。

2. 慢性 PTE 的治疗

（1）肺动脉血栓内膜剥脱术。

（2）介入治疗：球囊扩张肺动脉成形术。

（3）口服华法林。

（4）存在反复下肢深静脉血栓脱落者，可放置下腔静脉滤器。

（5）使用血管扩张药。

# 六、复习思考题

1. 肺血栓栓塞症常见的临床表现是什么？
2. 肺血栓栓塞症的诊断要点有哪些？
3. 肺血栓栓塞症如何与细菌性肺炎、冠心病心绞痛鉴别？

（陈菊屏）

# 第二章　循环系统疾病

## 一、实习地点：内科病房及示教室

## 二、实习学时：3 学时

## 三、目的与要求

1. 掌握慢性心力衰竭的临床表现、诊断与鉴别诊断和治疗原则。
2. 熟悉心力衰竭的病因、诱因及急性左心衰竭的急救措施。
3. 了解心力衰竭的发病机制。

## 四、实习重点

1. 心力衰竭的诊断与鉴别诊断。
2. 心力衰竭的治疗原则。

## 五、实习内容

【询问病史】
1. 患者原有的心脏病史以及有关诱发心力衰竭的因素，如感染、心律失常、血容量增加、过度劳累或情绪激动、治疗不当或并发其他疾病等。
2. 仔细询问有无左心衰竭的表现　如劳累性呼吸困难、夜间阵发性呼吸困难、端坐呼吸以及咳嗽、咳痰、咯血等肺淤血的表现及乏力、疲倦、头晕、心慌等心排血量降低的表现。
3. 有无右心衰竭的表现　如腹胀、食欲缺乏、恶心、呕吐、水肿等体循环淤血表现。
【体格检查】
1. 原有心脏病的体征

2. 左心衰竭的体征

（1）肺部湿啰音。

（2）心脏体征：除基础心脏病体征外，可有心脏扩大，二尖瓣区反流性杂音，肺动脉瓣区第二心音亢进及舒张期奔马律等。

3. 右心衰竭体征

（1）水肿。

（2）颈静脉征。

（3）肝大。

（4）心脏体征：可因右心室扩大出现三尖瓣反流性杂音。

【辅助检查】

1. 实验室检查

（1）利钠肽：是心力衰竭诊断、鉴别诊断、危险评估的重要指标，临床常用 BNP 及 NT-proBNP，因其特异性不高，注意与非心力衰竭可致的 BNP 升高鉴别。

（2）肌钙蛋白：了解患者是否存在急性冠脉综合征，若与利钠肽两者同时升高，则是心力衰竭预后的强力预测因子。

（3）常规检查：血尿常规、肝肾功能、血糖、血脂、电解质等。

2. 心电图。

3. 影像学检查

（1）X 线检查：是确诊左心衰竭肺水肿的重要依据，可了解心脏形态及肺部疾病。

（2）超声心动图：评估各心腔大小、瓣膜结构、心脏功能和判断病因，是诊断心力衰竭主要的检测仪器。

（3）放射性核素检查：了解心腔大小和心脏功能。

（4）心脏磁共振成像：评估心室容积、心功能、室壁运动、心肌厚度、心脏肿瘤及心包疾病等。

（5）冠脉动脉造影：拟诊冠心病者可行冠状动脉造影，以明确病因。

4. 有创性血流动力学检查　右心漂浮导管和脉搏指示剂连续心排血量检测适用于急性危重症心衰患者。

【诊断与鉴别诊断】

1. 诊断

（1）根据病史、症状、体征及辅助检查做出诊断。原有基础心脏病的证据及肺淤血与体循环淤血的症状和体征是诊断心力衰竭的重要依据。

（2）心力衰竭的完整诊断包括病因学诊断、心功能评估及预后评估。

2. 鉴别诊断

（1）支气管哮喘：支气管哮喘与心源性哮喘的鉴别见表 2-1-1。

（2）心包积液或缩窄性心包炎：有静脉压增高、颈静脉充盈或怒张、肝大、水肿和腹水等表现，与右心衰竭相似。但心脏搏动弱，心音遥远，心浊音界向两侧明显扩大，心尖冲动在心浊音界之内侧，心界随体位改变而改变，有奇脉，胸部透视时，肺野清晰，无淤血现象。超声心动图可显示心包积液的液性暗区。

表 2-1-1　心源性哮喘与支气管哮喘的鉴别

| 项 目 | 心 源 性 哮 喘 | 支 气 管 哮 喘 |
|---|---|---|
| 病 因 | 有基础心脏病。无过敏史，病程较短 | 过去有长期反复发作史，病程长<br>多从青少年起病，以冬春季节较多，每次持续<br>时间长。发作前有咳嗽、胸闷、喷嚏等先兆 |
| 症 状 | 多见于中年或老年患者，常出现夜间阵发<br>性呼吸困难，每次持续时间短，痰为泡<br>沫状，无色或粉红色<br>有基础心脏病体征，常有奔马律 | 无心脏病体征，双肺布满哮鸣音 |
| 体 征 | 左心增大，肺淤血 | 心脏正常，肺野清晰或有肺气肿征象 |
| X 线检查 | 可见左房、左室肥大等改变 | 正常或右室肥大 |
| BNP 水平 | 升高 | 不升高 |

（3）肝硬化腹水伴下肢水肿：应与慢性右心衰竭鉴别，除基础心脏病体征有助于鉴别外，非心源性肝硬化无颈静脉怒张等上腔静脉回流受阻的体征。

【治疗】

1. 治疗原则

（1）去除病因。

（2）调节心力衰竭代偿机制，拮抗神经体液因子过度激活。

（3）阻止或延缓心室重塑的进展。

2. 一般治疗

（1）病因治疗：包括基本病因和诱发因素治疗。

（2）生活方式管理：包括体重管理、饮食管理、休息与活动。

3. 利尿药

（1）噻嗪类利尿药：氢氯噻嗪（双氢克尿塞），轻度心力衰竭 25 mg，每周 2 次或隔日 1 次；重度心力衰竭每日 75～100 mg，分 2～3 次口服，同时补充钾盐。

（2）袢利尿药：呋塞米（速尿）为强效利尿药，每日 20～80 mg，分 2～3 次口服，重度心力衰竭可增至 100 mg，每日 2 次，必须注意补钾。

（3）保钾利尿药：螺内酯（安体舒通）20 mg，每日 2～3 次；氨苯喋啶 50～100 mg，每日 2 次。该类药一般与排钾利尿药联合应用。

4. RAAS 抑制药

（1）血管紧张素转换酶抑制药（ACEI）：有贝那普利、培哚普利等，可缓解症状，改善心室重塑，延缓心力衰竭进展，降低病死率。

（2）血管紧张素受体拮抗药（ARB）：心力衰竭患者不能耐受 ACEI 者可换用 ARB。

（3）醛固酮受体拮抗药：有螺内酯、依普利酮等，能阻断醛固酮效应，抑制心室重塑，改善心力衰竭的远期预后。

5. β受体拮抗药　经循证医学验证的β受体拮抗药包括美托洛尔、比索洛尔和卡维地洛等，所有病情稳定并无禁忌证的心功能不全患者一经诊断应立即从小剂量开始服用 β 受体拮抗药，逐渐增加达最大耐受剂量并长期维持。

6. 正性肌力药

（1）洋地黄制剂的应用：见表 2-1-2。注意洋地黄中毒的处理方法。

**表 2-1-2    洋地黄制剂的应用方法**

| 制　剂 | 给药途径 | 作　用　时　间 | | | | 给　药　方　法 |
| | | 开始 | 高峰 | 持续 | 消失 | |
| --- | --- | --- | --- | --- | --- | --- |
| 地高辛 | 口服 | 1~2 h | 4~12 h | 1~2 d | 3~6 d | 每日 0.125~0.25 mg，起始并维持<br>首剂 0.25~0.5 mg，4~6 h 后可再注射<br>　　0.25 mg |
| 毛花苷 C | 静脉 | 10 min | 1~2 h | 1~2 d | 3~6 d | 首剂 0.4~0.8 mg，2~4 h 后可酌情注射<br>　　0.2~0.4 mg |
| 毒毛花苷 K | 静脉 | 5 min | 1 h | 1~2 d | 2~3 d | 首剂 0.25 mg，必要时可在 2 h 后再注射<br>　　0.125 mg |

（2）非洋地类正性肌力药

① 磷酸二酯酶抑制药：如米力农、氨力农等。

② 扩血管药。

7. 抗心力衰竭药物

（1）人重组脑钠肽：奈西立肽（rhBNP）。

（2）左西孟旦（Levosimendan）。

（3）伊伐布雷定（Ivabradine）。

（4）AVP 受体拮抗药：托伐普坦（Tolvaptan）。

8. 非药物治疗

（1）心脏再同步化治疗。

（2）左室辅助装置。

（3）心脏移植。

# 六、复习思考题

1. 心力衰竭有哪些临床表现？

2. 左心衰竭与支气管哮喘如何鉴别？

3. 简述洋地黄制剂的适应证及其中毒的表现与处理。

4. ACEI 治疗心力衰竭的作用机制是什么？

5. 心力衰竭治疗原则与方法有哪些？

（魏宗德）

# 第二节　心律失常

## 一、实习地点：心内科病房或示教室

## 二、实习学时：3 学时

## 三、目的要求

　　1. 掌握常见心律失常的临床表现、心电图特征和治疗方法。
　　2. 了解常用抗心律失常药物的分类及适应证。

## 四、实习重点

　　1. 室性期前收缩、室性心动过速的临床表现及心电图表现、治疗。
　　2. 阵发性室上性心动过速的临床表现及心电图表现、治疗。
　　3. 心房颤动的临床表现及心电图表现、治疗。
　　4. 病态窦房结综合征和房室传导阻滞的临床表现及心电图表现、治疗。

## 五、实习内容

　　【询问病史】
　　1. 器质性心脏病病史。
　　2. 心律失常发作的诱因、临床表现、持续时间和缓解方式。
　　3. 伴随症状及对患者造成的影响与后果。
　　4. 诊治经过。
　　【体格检查】
　　1. 基础疾病的体征。
　　2. 注意心脏大小、心率、心律、心音等变化情况。
　　【辅助检查】
　　1. 心电图　识别病态窦房结综合征、期前收缩、心动过速、心房颤动、预激综合征、房室传导阻滞的心电图特征。
　　2. 动态心电图、运动试验、食管心电图等。
　　3. 临床心脏电生理检查　如心腔内心电生理检查。
　　4. 三维心脏电生理标测及导航系统。
　　5. 其他检查　如 X 线、心脏超声等，查明与心律失常同时存在的心脏形态与心功能变化。

【诊断】

1. 心悸、黑矇、晕厥等有关病史。

2. 心律失常的体征。

3. 心电图改变。

4. 参考其他检查结果。

【治疗】

1. 祛除病因或诱因。

2. 药物治疗 抗心律失常药物分类：

(1) Ⅰ类：阻断快钠通道。Ⅰ$_A$：减慢动作电位 0 相上升速度，延长动作电位时限，如奎尼丁，普鲁卡因胺；Ⅰ$_B$：缩短动作电位时限，如利多卡因，美西律，苯妥英钠；Ⅰ$_C$：减慢 Vmax，减慢传导与轻微延长动作电位时限，如普罗帕酮、氟卡尼、恩卡尼等。

(2) Ⅱ类：β 受体阻滞药，如美托洛尔、阿替洛尔、比索洛尔等。

(3) Ⅲ类：阻断钾通道与延长复极，如胺碘酮、索他洛尔等。

(4) Ⅳ类：阻断慢钙通道，如维拉帕米、地尔硫䓬等。

上述药物中，Ⅰ$_B$ 类主要用于室性心律失常，其他药物作用较广泛。

3. 心脏电复律 是用电能来使异位快速心律失常转复为窦性心律的方法。

适应证：心室颤动、心室扑动、心房颤动、心房扑动和血流动力学不稳定者可首选本法。室性心动过速和室上性心动过速宜先用药物治疗，无效或伴有显著血流动力学障碍时再应用本法。

4. 人工心脏起搏 是通过人工心脏起搏器发放脉冲电流刺激心脏，以带动心搏的治疗方法。

适应证：① 心脏传导阻滞。二度 Ⅱ 型房室传导阻滞，完全性房室传导阻滞，双侧束支和三分支传导阻滞，伴有心动过缓引起的症状尤其是 Adams-Stokes 综合征发作或心力衰竭者。② 病态窦房结综合征：心率极慢引起心力衰竭、黑矇、晕厥或心绞痛等症状，或有心动过缓—心动过速综合征者。③ 反复发作的颈动脉窦性晕厥和心室停顿。④ 异位快速心律失常药物治疗无效者。⑤ 外科手术前后的"保护性"应用。

5. 心导管消融治疗 是通过心导管将电能、激光、冷冻或射频电流引入心脏内以消融特殊病变部位的心肌细胞，使得自律性和传导性能均发生改变，以融断折返环路或消除病灶，从而达到治疗心律失常目的的方法。

适应证：① 预激综合征合并阵发性房颤和快速心室率；② 房室折返性心动过速、房室结折返性心动过速、房速和无器质性心脏病证据的室速（特发性室速）呈反复发作性，或合并有心动过速性心肌病，或者血流动力学不稳定者；③ 发作频繁、心室率不易控制的非典型心房扑动；④ 发作频繁、心室率不易控制的非典型心房扑动；⑤ 发作频繁，症状明显的心房颤动；⑥ 不适当窦速合并心动过速心肌病；⑦ 发作频繁和（或）症状重、药物预防发作效果差的合并器质性心脏病的室速，多作为 ICD 的补充治疗。

## 六、复习思考题

1. 常见心律失常的心电图诊断有哪些？

2. 试述抗心律失常的药物分类与适应证。

3. 心律失常介入治疗有哪些适应证？

（钟　毅　范忠才）

## 第三节　原发性高血压

## 一、实习地点：内科病房或示教室

## 二、实习学时：3 学时

## 三、实习目的

1. 掌握血压水平的定义及原发性高血压的诊断、鉴别诊断和基本治疗方法。
2. 熟悉原发性高血压的危险因素及其分层、高血压急症的诊断和抢救措施。
3. 了解原发性高血压的病因和发病机制。

## 四、实习重点

1. 原发性高血压的诊断和鉴别诊断。
2. 原发性高血压的基本治疗方法。

## 五、实习内容

【询问病史】

1. 发病时间与诱因。

2. 一般症状　头晕、头痛、颈项板紧、疲乏、心悸等。

3. 并发症症状

（1）心：心力衰竭、冠心病等。

（2）脑：脑出血、脑梗死、短暂性脑缺血发作等。

（3）肾：慢性肾衰竭等。

（4）血管：主动脉夹层。

4. 危险因素　包括吸烟、高脂血症、糖尿病、心血管病家族史（发病年龄女性＜65 岁，男性＜55 岁）。

5. 家族史　父母、兄弟、姊妹有无高血压历史。

【体格检查】

1. 测量血压　通常测量右上肢，必要时同时测量双上肢及双下肢血压。血压水平的定义和分类采用 1999 年 WHO/ISH 提出的新标准。

理想血压：<120/80 mmHg。

正常血压：<130/85 mmHg。

正常高限：130～139/85～89 mmHg。

高血压：

Ⅰ级：140～159/90～99 mmHg。

Ⅱ级：160～179/100～109 mmHg。

Ⅲ级：≥180/110 mmHg。

2. 高血压体征一般较少，可有主动脉第二心音亢进、收缩期杂音。注意有无心尖抬举样搏动，心界是否向左下扩大等高血压心脏病体征。

3. 注意颈动脉、上下肢动脉搏动情况；颈或腹部有无血管杂音、腹部主动脉搏动情况。

4. 腹部有无肿块，肾的情况等。

5. 检查眼底　通常采用 Keith-Wagener 分级法。

Ⅰ级：视网膜动脉变细。

Ⅱ级：视网膜动脉狭窄，动静脉交叉压迫。

Ⅲ级：眼底出现或棉絮状渗出。

Ⅳ级：出血或渗出物伴有视神经盘水肿。高血压的并发症。

【辅助检查】

1. 常规实验室检查　包括血常规、尿液分析、肾功能、心电图、血脂、血糖监测。

2. 其他检查　包括 X 线检查、超声心动图、尿微蛋白测定、OGTT 及胰岛素释放试验。

3. 动态血压监测（ABPM）　了解血压升高的规律及程度，观察降压治疗效果。

【诊断与鉴别诊断】

1. 诊断

（1）原发性高血压的诊断：依据血压值、非同日测量 3 次血压≥140/90 mmHg、排除继发性高血压。

（2）高血压的分级

Ⅰ级：140～159/90～99 mmHg。

Ⅱ级：160～179/100～109 mmHg。

Ⅲ级：≥180/110 mmHg。

（3）高血压的危险度分层

① 低危组：Ⅰ级高血压无危险因素。

② 中危组：Ⅰ、Ⅱ级高血压有 1～2 项危险因素；Ⅱ级高血压无危险因素。

③ 高危组：Ⅰ、Ⅱ级高血压有 3 项以上危险因素；Ⅲ级高血压无危险因素。

④ 很高危组：Ⅰ、Ⅱ级高血压有心脑肾损害及相关临床表现；Ⅲ级高血压有 1 项以上危险因素。

2. 鉴别诊断

（1）肾性高血压：多有肾病史，常有小便异常及肾功能改变。

（2）内分泌性高血压：常见于嗜铬细胞瘤、原发性醛固酮增多症等。前者血压上升常呈阵发性，血、尿中儿茶酚胺及其代谢产物升高。后者血压常呈轻、中度上升，肾上腺超声和CT检查可发现肿瘤或增生。

（3）大动脉疾病：有上肢或下肢脉搏减弱或消失，血管造影可见血管狭窄。

【治疗】

1.非药物治疗 适用于各型高血压患者，主要措施为限制钠盐摄入、戒烟、减重、适当运动等。

2.药物治疗 常用降压药物有以下6类。

（1）利尿药：氢氯噻嗪 12.5～25 mg，1～2 次/天，氯噻酮 25～50 mg，1 次/天。吲达帕胺 1.25～2.5 mg，1 次/天。呋塞米 20～40 mg，1～2 次/天。

（2）β受体阻滞药：阿替洛尔 50～100 mg，1 次/天，培他洛尔 10～20 mg，1 次/天，比索洛尔 5～10 mg，1 次/天，卡维地洛 12.5～25 mg，1～2 次/天，拉贝洛尔 100 mg，2～3 次/天，普萘洛尔 10～20 mg，2～3 次/天，美托洛尔 25～50 mg，1～2 次/天。

（3）血管紧张素转换酶抑制药（ACEI）：卡托普利 12.5～50 mg，2～3 次/天，依那普利 5～10 mg，2 次/天，贝那普利 10～20 mg，1 次/天，培哚普利 4～8 mg，1 次/天，福辛普利 10～20 mg，1 次/天，西拉普利 2.5～5 mg，1 次/天。

（4）钙离子阻滞药：硝苯地平控释剂 30～60 mg，1 次/天，地尔硫䓬缓释剂 90～180 mg，1 次/天，尼群地平 10 mg，2 次/天，非洛地平 2.5～10 mg，1 次/天，氨氯地平 5～10 mg，1 次/天，拉西地平 4～6 mg，1 次/天，左旋氨氯地平 1.25～5 mg，1 次/天等。

（5）血管紧张素Ⅱ受体阻滞药：氯沙坦 25～100 mg，1 次/天，缬沙坦 80 mg，1 次/天，伊贝沙坦 150 mg，1 次/天，厄贝沙坦 150～300 mg，1 次/天，坎地沙坦 4～16 mg，1 次/天等。

当一种首选药物疗效不满意时，可加用第二种药物或更换另一类药物，通常需要终身治疗。

3.降压药物的选择 遵循个体化用药原则。

（1）ACEI/ARB＋二氢吡啶类 CCB。

（2）ARB/ACEI＋噻嗪类利尿药。

（3）二氢吡啶类 CCB＋噻嗪类利尿药。

（4）二氢吡啶类 CCB＋β受体拮抗药。

4.降压目标 一般情况应降至 140/90 mmHg 以下。合并糖尿病或肾病变者应降 130/85 mmHg 以下。

# 六、复习思考题

1.血压水平的定义和分类标准是什么？

2.高血压的危险因素有哪些？怎样进行危险度分层？

3.高血压易并发哪些器官损害？

4.常用降压药物有哪几类？

5.试述高血压急症的治疗原则。

6.降压药物的选择应遵循哪些原则？应达到何种降压目标？

（魏宗德）

## 第四节　冠　心　病

## 一、实习地点：内科病房及示教室

## 二、实习时间：3 学时

## 三、目的与要求

1. 掌握心绞痛的发作特点、鉴别诊断和治疗原则。
2. 掌握心肌梗死的临床表现、心电图及心肌酶学变化特征、治疗原则。
3. 熟悉冠心病临床分型。

## 四、实习重点

1. 心绞痛的临床表现、分型、鉴别诊断和治疗原则。
2. 急性心肌梗死的临床表现、心电图与心肌酶学变化特征和治疗原则。

## 五、实习内容

### （一）稳定性心绞痛

【询问病史】

1. 疼痛的性质及部位。
2. 发作时的诱因。
3. 发作持续时间与缓解方式。
4. 有无高血压、糖尿病及高脂血症等相关疾病，有无冠心病家族史等。

【体格检查】

发作时可伴有心率、血压改变，部分患者可有第三心音、第四心音或暂时性心尖部收缩期杂音。

【辅助检查】

1. 心电图　心绞痛发作时可有 ST 段改变，T 波平坦或倒置。心电图负荷试验，心电图连续动态监测。
2. 放射性核素检查　$^{201}$T1-心肌显像或兼做负荷试验。
3. 冠状动脉造影。
4. 多层螺旋 CT 冠状动脉成像（CTA）。

【诊断与鉴别诊断】

1. 诊断　据心绞痛的典型发作特点及缓解方式，结合冠心病危险因素与心电图变化可诊断。

2. 鉴别诊断　心绞痛应注意和心脏神经官能症、急性冠脉综合征及其他疾病引起的心绞痛鉴别（主动脉瓣狭窄或关闭不全、肥厚型梗阻性心肌病、风湿性冠脉炎等）。不典型疼痛还需要与食管病变、消化性溃疡、膈疝、颈椎病等鉴别。

【治疗】

1. 治疗原则　改善冠状动脉血供和减轻心肌耗氧，同时治疗动脉粥样硬化，预防心肌梗死。

2. 心绞痛发作时治疗

（1）休息：发作时立刻休息。

（2）硝酸酯类药物

① 硝酸甘油 0.3～0.6 mg 舌下含化，1～2 min 开始起作用，约 0.5 h 后作用消失。

② 硝酸异山梨酯，5～10 mg 舌下含化，2～5 min 见效，作用持续 2～3 h。

3. 缓解期治疗

（1）避免各种诱发因素：如过饱、过劳，烟酒，精神负担，过度体力活动。

（2）药物治疗

① 硝酸甘油制剂：常用的有单硝酸异山梨酯缓释片（40～60 mg，1 次/天，口服）。

② β 受体阻滞药：常用的有美托洛尔普通片（25～100 mg，2 次/天，口服）；美托洛尔缓释片（47.5～190 mg，1 次/天，口服）和比索洛尔（5～10 mg，1 次/天，口服）。

③ 钙通道阻滞药：常用有硝苯地平控释片（30 mg，1 次/天）；地尔硫䓬普通片（30～60 mg，3 次/天，口服），地尔硫䓬缓释片（90 mg，1 次/天，口服）以及维拉帕米、氨氯地平等。

④ 预防心肌梗死，改善预后的药：如阿司匹林、氯吡格雷、β 受体拮抗药、他汀类药物。

（3）血管重建治疗

① 经皮冠状动脉介入治疗。

② 冠状动脉旁路移植术。

急性冠脉综合征（ACS）：主要包括不稳定形心绞痛（UA）、非 ST 段抬高型心肌梗死（NSTEMI）和急性 ST 段抬高型心肌梗死（STEMI）。

**（二）急性 ST 段抬高型心肌梗死**

【询问病史】

1. 胸痛的性质及伴随症状。

2. 有无心源性休克发生。

3. 有无严重的心律失常。

4. 有无心功能不全。

【体格检查】

1. 血压大都有不同程度下降。

2. 心尖区第一心音减弱，可有心包摩擦音及各种心律失常，可有心脏轻至中度增大及心尖部收缩期杂音。

【辅助检查】

1. 心电图

（1）特征性改变（有 Q 波心肌梗死）：① ST 段弓背向上抬高；② 宽而深的病理性 Q 波；③ T 波倒置。

（2）动态演变：① 起病数小时内，可无异常或出现高大 T 波。② 数小时后，ST 段呈弓背向上抬高。数小时至 2 天内出现病理性 Q 波，为急性期改变，70%～80%病理性 Q 波永久存在。③ ST 段抬高持续数日至 2 周，逐渐回到基线水平，T 波平坦或倒置，为亚急性期；④ 数周至数月后，T 波呈 V 形倒置，为慢性期。

（3）定位和定范围：见表 2-4-1。

表 2-4-1　心肌梗死的心电图定位诊断

| 导联 | 前间隔 | 局限前壁 | 前侧壁 | 广泛前壁 | 下壁① | 下间壁 | 下侧壁 | 高侧壁② | 下后壁③ |
|---|---|---|---|---|---|---|---|---|---|
| $V_1$ | + | | | + | | + | | | |
| $V_2$ | + | | | + | | + | | | |
| $V_3$ | + | + | | + | | + | | | |
| $V_4$ | | + | | + | | | | | |
| $V_5$ | | + | + | + | | | | + | |
| $V_6$ | | | + | | | | | + | |
| $V_7$ | | | + | | | | | + | + |
| $V_8$ | | | | | | | | | + |
| aVR | | | | | | | | | |
| aVL | | ± | + | ± | − | − | − | + | |
| aVF | | | | | + | + | + | | − |
| I | | ± | + | ± | − | − | − | | |
| II | | | | | + | + | + | | − |
| III | | | | | + | + | + | | |

2. 血清心肌坏死标志物　肌红蛋白；肌钙蛋白（cTnI 、cTnT）；肌酸激酶同工酶（CK-MB）。

3. 放射性核素检查　静脉注射[99m]Tc-焦磷酸盐或[111]ln-抗肌凝蛋白单克隆抗体，进行"热点"扫描；静脉注射[201]TI 或[99m]Tc-MIBI 进行"冷点"扫描，均可显示心肌梗死的部位和范围。

4. 超声心动图。

【诊断与鉴别诊断】

1. 诊断　根据典型的临床表现，特征性心电图及心肌酶学动态变化即可诊断。

2. 鉴别诊断

（1）心绞痛：见表 2-4-2。

（2）急性心包炎：急性非特异性心包炎可有较剧烈而持久的心前区疼痛，但心包炎的疼痛与发热同时出现，呼吸和咳嗽时加重，早期即有心包摩擦音，全身症状一般不如心肌梗死严重；心电图除 aVR 外，其余导联均有 ST 段弓背向下的抬高，T 波倒置，无异常 Q 波出现。

表 2-4-2　心绞痛和急性心肌梗死的鉴别诊断要点

| 鉴别要点 | 心绞痛 | 急性心肌梗死 |
| --- | --- | --- |
| 疼痛 | | |
| ① 性质 | 压榨性或窒息性 | 相似，但更剧烈 |
| ② 时限 | 短，1~5 min 或 15 min 以内 | 长，数小时或 1~2 d |
| ③ 硝酸甘油疗法 | 显著缓解 | 作用较差 |
| 血压 | 升高或无显著改变 | 常降低，甚至发生休克 |
| 坏死物质吸收的表现 | | |
| ① 发热 | 无 | 常有 |
| ② 血白细胞增加 | 无 | 常有 |
| ③ 血清心肌酶增高 | 无 | 常有 |
| 心电图变化 | 无变化或暂时性 ST 段和 T 波变化 | 有特征性和动态性变化 |
| 心肌坏死标志物 | 无 | 增高 |

3. 急性肺动脉栓塞　可发生胸痛、咯血、呼吸困难和休克，但有右心负荷急剧增加的表现如发绀、肺动脉瓣区第二心音亢进、颈静脉充盈、肝大、下肢水肿等。心电图示 I 导联 S 波加深，III 导联 Q 波显著、T 波倒置，胸导联过渡区左移，右胸导联 T 波倒置等改变，X 线胸片可显示肺动脉阻塞征可资鉴别。

4. 急腹症　急性胰腺炎、消化性溃疡穿孔、急性胆囊炎、胆石症等均有上腹部疼痛，可伴休克。仔细询问病史、做体格检查、心电图检查和血清心肌酶测定可协助鉴别。

5. 主动脉夹层　胸痛一开始即达高峰，常放射到背、肋、腹、腰和下肢，两上肢的血压和脉搏可有明显差别，可有下肢暂时性瘫痪、偏瘫和主动脉瓣关闭不全的表现等可资鉴别。二维超声心动图检查、X 线或磁共振成像有助于诊断。

【治疗】

1. 治疗原则　挽救濒死心肌，防止梗死面积扩大，缩小心肌缺血范围；保护和维持心功能；及时处理各种并发症，防止猝死。

2. 治疗方法

（1）监护和一般治疗：包括休息、镇静、吸氧、监护生命体征等。

（2）缓解疼痛：用吗啡、哌替啶（杜冷丁）、硝酸酯类药物、β 受体拮抗药。

（3）抗血小板治疗。

（4）抗凝治疗。

（5）再灌注心肌治疗。

① 经皮冠状动脉介入治疗。

② 溶栓治疗（无条件介入治疗或患者就诊延误，可接诊患者 30 min 内行本法）。

适应证：有典型缺血性胸痛，至少心电图相邻两导联 ST 段抬高 ≥0.1 mv，起病 <6 h，年龄 <70 岁，无使用溶栓药物禁忌证。

溶栓药物：链激酶经皮试阴性后，60 min 内静脉滴注 150 万 U，冠脉内给药总量 25 万~40 万 U。尿激酶：30 min 内内静脉滴注 100 万~150 万 U 冠脉内给药总量 50 万 U

左右。rt-PA：90 min 内先静脉滴注 15 mg，然后静脉滴注 85 mg，冠脉内药量减半。

溶栓疗效判断：临床评价标准，心电图抬高的 ST 段于 2 h 内回降＞50％；胸痛 2 h 内基本消失；2 h 内出现再灌注心律失常；血清 CK-MB 酶峰值提前（14 h 内）。冠脉造影显示冠脉再通。

（6）纠正心律失常：一旦发现室性期前收缩或室速立即静注利多卡因 50～100 mg，每 5～10 min 一次，直至有效或总量达 300 mg，继以 1～3 mg/min 的速度静脉滴注维持。发生室颤应立即电除颤。缓慢心律失常可用阿托品或人工心脏起搏器作临时起搏。

（7）控制休克：根据血流动力学指标（中心静脉压、肺小动脉楔压）补充血容量，应用升压药和血管扩张药。

（8）其他治疗：包括应用 β 受体阻滞药、转换酶抑制药、抗心力衰竭治疗、极化液等。

（9）并发症治疗。

（10）恢复期治疗。

（11）右室心肌梗死的处理：纠正低血压、扩张血容量。

## 六、复习思考题

1. 心绞痛、急性心肌梗死的病理生理、临床表现、诊断与鉴别诊断是什么？
2. 试述急性心肌梗死的心电图特征。
3. 急性心肌梗死溶栓治疗适应证、方法及疗效判断是什么？

（魏宗德　李家富）

## 第五节　心脏瓣膜病

## 一、实习地点：内科病房及示教室

## 二、实习学时：3 学时

## 三、目的与要求

1. 掌握常见心脏瓣膜病的病理生理改变、临床表现、诊断及治疗原则。
2. 熟悉瓣膜病的鉴别诊断与并发症。

## 四、实习重点

1. 心脏瓣膜病的临床表现、诊断和治疗原则。
2. 心脏瓣膜病并发症的治疗。

## 五、实习内容

【询问病史】
1. 有无风湿热史，有无反复的溶血性链球菌感染的病史，如扁桃体炎、猩红热、关节炎等。
2. 有无呼吸困难、咳嗽、咯血、水肿及血栓栓塞、心绞痛、晕厥等。
3. 是否有栓塞史，如肺梗死、脑栓塞史。

【体格检查】
1. 二尖瓣狭窄
(1) 视诊：二尖瓣面容，心尖冲动向左移位，搏动范围较局限。
(2) 触诊：心尖区可触及舒张期震颤。
(3) 叩诊：心界向左扩大，呈梨形心。
(4) 听诊：心尖区舒张中、晚期低调递增性隆隆样杂音，左侧卧位更清楚，心尖区第一心音亢进，心尖区可听到二尖瓣开放拍击音，部分患者可伴有房颤（心音强弱不等，快慢不一等），肺动脉瓣区第二心音亢进，肺动脉瓣区可有舒张期递减性杂音（Graham Steell 杂音）以及三尖瓣区全收缩期杂音。

2. 二尖瓣关闭不全
(1) 视诊：心尖冲动向左下移位，搏动较弥散。
(2) 触诊：可有抬举样心尖冲动。
(3) 叩诊：心浊音界向左下扩大。
(4) 听诊：心尖区Ⅲ级以上全收缩期杂音，向左腋下传导，第一心音减弱，可被掩盖，肺动脉瓣区第Ⅱ心音亢进或有分裂。

3. 主动脉瓣关闭不全
(1) 视诊：可见头随心搏摆动，心尖冲动向左下移位，搏动弥散。
(2) 触诊：心尖呈抬举性搏动。
(3) 叩诊：心界向左下扩大，呈靴形心。
(4) 听诊：主动脉瓣区第二心音减弱或消失，主动脉瓣区或主动脉瓣副区有舒张早期或全舒张期叹气样递减性杂音，向心尖传导，患者坐位前倾时明显，心尖区可出现柔和低调舒张期隆隆样杂音（Austin Flint 杂音）。
(5) 周围血管征：点头征、水冲脉、枪击音及毛细血管搏动征。

4. 主动脉瓣狭窄
(1) 视诊：心尖冲动增强。

（2）触诊：主动脉瓣有收缩期震颤，心尖部呈抬举性冲动。

（3）叩诊：心界向左下扩大。

（4）听诊：主动脉瓣区可闻及3级以上喷射性收缩期杂音，主动脉瓣区第二音减弱。

（5）其他：收缩压降低、脉压减小、脉搏弱。

【辅助检查】

1. X线检查

（1）二尖瓣狭窄：梨形心，左心房、右心室增大，可有肺动脉段突出。

（2）主动脉关闭不全，靴形心，左心室增大，心腰凹陷。

（3）二尖瓣关闭不全及主动脉狭窄：左室肥大。

2. 超声心动图检查

（1）二尖瓣狭窄：城墙波，二尖瓣前后呈同向运动，左房及右室内径增大。

（2）二尖瓣关闭不全：左房增大，左心室内径增大，左房内可见血液反流频谱。

（3）主动脉瓣关闭不全：左心室内径增大，左室流出道增宽，主动脉内径增宽，主动脉关闭呈双线，多普勒超声可见主动脉瓣下方舒张期湍流，二尖瓣前叶可见舒张期纤细搏动。

（4）主动脉瓣狭窄：主动脉瓣口开放受限，瓣膜增厚左室肥厚。

【并发症】

1. 充血性心力衰竭。

2. 急性肺水肿。

3. 心律失常。

4. 感染性心内膜炎。

5. 呼吸道感染。

6. 栓塞。

【诊断与鉴别诊断】

1. 病因诊断

2. 病理解剖诊断

（1）二尖瓣狭窄：心尖区闻及舒张期隆隆样杂音伴左房增大，结合X线与心脏超声即可诊断。应注意与其他疾病产生的心尖区舒张期隆隆样杂音相鉴别，如左向右分流的先天性心脏病与高动力循环（甲状腺功能亢进、贫血）时二尖瓣区可有短促的隆隆样舒张中期杂音、严重主动脉瓣关闭不全时的 Austin Flint 杂音、左房黏液瘤时产生随体位改变的舒张期杂音。

（2）二尖瓣关闭不全：心尖区闻及Ⅲ级以上收缩期杂音伴左房、左室增大，结合X线与心脏超声即可诊断。注意与下列产生收缩期杂音的疾病鉴别：如二尖瓣脱垂、心肌缺血或急性心肌梗死可致乳头肌功能不全，感染性心内膜炎，因左心室增大可致相对性二尖瓣关闭不全，胸骨左缘的功能性收缩期喷射性杂音以及室间隔缺损与三尖瓣关闭不全的收缩期杂音。

（3）主动脉瓣关闭不全：主动脉区或主动脉瓣副区听到舒张早期叹气样杂音伴有左室增大，结合X线与心脏超声即可诊断，应与严重肺动脉高压伴肺动脉瓣相对性关闭不全的杂音和梅毒性心脏病时于胸骨右缘第 2 肋间的吹风样舒张期杂相鉴别。

（4）主动脉瓣狭窄：主动脉瓣区Ⅲ级以上收缩期喷射样杂音伴收缩期震颤，结合 X 线与心脏超声诊断可成立，应注意与其他左心室流出道梗阻性疾病如梗阻性肥厚型心肌病、先天性主动脉瓣上和瓣下狭窄出现的收缩期杂音相鉴别。

【治疗】

1. 病因治疗。

2. 治疗并发症　充血性心力衰竭、急性肺水肿、心律失常、心内膜炎、呼吸道感染及栓塞等。

3. 介入治疗　经皮穿刺球囊二尖瓣成形术、经皮主动脉球囊成形术、经皮主动脉置换术等。

4. 手术治疗　人工瓣膜替换术及二尖瓣分离术等。

## 六、复习思考题

1. 常见心脏瓣膜病的病理生理及临床表现与鉴别诊断是什么？

2. 常见瓣膜病的超声心动图特征有哪些？

3. 经皮穿刺二尖瓣球囊成形术的适应证有哪些？

（魏宗德）

## 第六节　感染性心内膜炎

## 一、实习地点：内科病房及示教室

## 二、实习学时：3 学时

## 三、目的与要求

1. 掌握感染性心内膜炎的临床表现、诊断和治疗。

2. 熟悉感染性心内膜炎的病因。

3. 了解感染性心内膜炎的发病机制和病理。

## 四、实习重点

亚急性感染性心内膜炎的临床表现、诊断及治疗。

## 五、实习内容

【病因】

急性者多为金黄色葡萄球菌感染，亚急性者最常见为草绿色链球菌感染。

【询问病史】

1. 心脏病史、手术器械操作及药瘾等病史。

2. 全身感染症状：发热、寒战、头背肌肉关节疼痛等。

【体格检查】

1. 80%～85%的患者可出现心脏病杂音强度和性质的改变，或出现新的杂音。

2. 贫血  多为轻、中度，为非特异性症状。

3. 15%～50%的患者可出现脾大。

4. 周围血管体征  少见，如皮肤黏膜淤点、Roth 斑、杵状指（趾）等。

【辅助检查】

1. 血常规  红细胞沉降率升高。急性者常有白细胞增高。

2. 血培养  反复多次采血培养可发现病原菌，急性者多为金黄色葡萄球菌，亚急性者最常见为草绿色链球菌。

3. 超声心动图  发现心脏瓣膜赘生物。

【并发症】

1. 心脏  可并发心力衰竭、心肌脓肿、心肌梗死、心包炎、心肌炎。

2. 动脉栓塞的征象常见部位是脑、冠状动脉、脾、肾、肠系膜动脉、肢体动脉、肺动脉等。

3. 细菌性动脉瘤  多见于亚急性感染性心内膜炎患者。

4. 转移性脓肿  多见于急性感染性心内膜炎患者。

5. 神经系统  可出现脑栓塞、脑出血、中毒性脑病、脑脓肿、化脓性脑膜炎等。

6. 肾  可并发肾动脉栓塞、肾梗死、肾小球肾炎、肾脓肿。

【诊断与鉴别诊断】

1. 诊断  血培养阳性和心脏超声发现赘生物是确诊的重要依据。详见 Duke 诊断标准。

2. 鉴别诊断  本病应注意与风湿热、系统性红斑狼疮、左心房黏液瘤、肺栓塞、肺部感染、淋巴瘤等鉴别。

【治疗】

1. 抗生素治疗  为最重要的治疗措施。原则是早期、足量、静脉、强力、长程治疗。在病原菌尚未培养出时，急性者采用萘夫西林 2 g，每 4 h 静脉注射或滴注，加氨苄西林 2 g，每 4 h 静脉注射或静脉滴注庆大霉素每日 160～240 mg；亚急性者以青霉素为主或加庆大霉素。

已知致病微生物时，对青霉素敏感的细菌，首选青霉素，1200 万～1800 万 U/d，分次滴注，每 4 h 1 次；对青霉素过敏者可用头孢曲松静脉注射；或用万古霉素 30 mg/(kg·d)，分两次静脉滴注，所有病例均至少用药 4 周。

对青霉素的敏感性不确定者，青霉素用药量应加大为 400 万 U，4 h 一次，同时加庆大霉素每日 160～240 mg，前者用药 4 周以上，后者一般用药超过 2 周。

对青霉素耐药的细菌：① 青霉素加庆大霉素，青霉素的用量需要高达 1800 万 U/d，分次滴注，每 4 h 1 次，用药 4 周；庆大霉素剂量同前，用药 2 周。② 万古霉素，剂量同前，用药 4 周。

金黄色葡萄球菌和表皮葡萄球菌：① 萘夫西林或苯唑西林 2 g，每 4 h 1 次，静脉注射或滴注，用药 4～6 周；② 青霉素过敏或无效，头孢唑啉 2 g，每 8 h 1 次，静脉滴注，用药 4～6 周；③ 对青霉素和头孢菌素过敏或耐甲氧西林菌株者，用万古霉素 4～6 周。

真菌感染：静脉滴注两性霉素 B。

2. 手术治疗。

## 六、复习思考题

1. 感染性心内膜炎的病因有哪些？
2. 感染性心内膜炎的临床表现及诊断标准是什么？
3. 感染性心内膜炎的治疗方法有哪些？

（冯　健　叶　强）

## 第七节　心肌疾病

## 一、实习地点：内科病房及示教室

## 二、实习学时：3 学时

## 三、目的与要求

1. 掌握扩张型心肌病和心肌炎的诊断和治疗。
2. 熟悉原发性心肌病的临床分型。
3. 了解肥厚型心肌病的临床表现、诊断与防治措施。

## 四、实习重点

扩张型心肌病、心肌炎的诊断和治疗。

## 五、实习内容

心肌疾病分为遗传性心肌病（如肥厚型、致心律失常型右室心肌病）、混合型心肌病（如扩张型、限制型）、获得性心肌病（如感染性心肌病、围生期心肌病）。临床以扩张型心肌病、心肌炎最常见。

### （一）扩张型心肌病

【病因】

扩张型心肌病的病因目前尚不十分清楚，可能与感染、遗传、代谢异常、乙醇或药物中毒等有关。

【临床表现】

扩张型心肌病临床以心脏扩大、充血性心力衰竭和心律失常为特点。体征：左心衰竭患者心浊音界向左扩大，心音减弱，可听得第三心音或第四心音，心率快时呈奔马律，肺部出现湿啰音。右心衰竭时肝大、下肢水肿，晚期可出现胸腔积液和腹水。

【辅助检查】

1. 心电图　可见左室高电压、ST-T 改变、多样易变的各型心律失常。

2. X 线检查　可见普大心或球形心、心搏弱、肺淤血。

3. 超声心动图　可见各房室径增大，心室壁薄、二尖瓣开口小，左室后壁、间隔活动弱。

4. 心内膜心肌活检　可见心肌细胞肥大变性、间质纤维化等。

【诊断与鉴别诊断】

1. 诊断　有慢性心力衰竭、心脏普大、心律失常，能排除其他先天性或获性心脏病即可诊断。

2. 鉴别诊断

（1）风湿性心脏病二尖瓣关闭不全

① 先有长期存在的心尖部收缩期杂音，后有左室扩大，与扩张型心肌病相反。

② 杂音强度对治疗的反应不同。随着心力衰竭的纠正，风湿性心脏病杂音听得更清楚，而扩张型心肌病杂音可减轻。

③ 超声心动图上风湿性心脏病有二尖瓣的器质性改变，如二尖瓣增厚、缩短、畸形等，而扩张型心肌病无二尖瓣本身的改变。

（2）冠心病缺血性心肌病型

① 年龄常在 40 岁以上，常有高脂血症、高血压病、糖尿病合并存在。部分病例有心绞痛或心肌梗死史。

② 超声心动图可有室壁运动节段性减弱。

③ 放射性核素心肌显像有心肌缺血。

④ 冠状动脉造影可发现冠状动脉狭窄。

（3）大量心包积液：可有心音遥远、奇脉等，心脏超声检查可发现心包液性暗区。

（4）继发性心肌病：有全身性疾病的其他表现，心内膜心肌活组织检查对鉴别很有帮助。

【治疗】

1. 一般治疗　限制体力劳动。

2. 控制心力衰竭，方法同一般心力衰竭。积极早期使用β受体阻滞药、ACEI、ARB 及醛固酮受体拮抗药。

3. 纠正心律失常，根据心律失常类型选用相关药物。

4. 特殊治疗 有心脏再同步化治疗、左心机械辅助循环、心脏移植等。

### （二）肥厚梗阻型心肌病

【病因】

常为染色体显性遗传，最常见为肌球蛋白重链及肌球蛋白结合蛋白 C 的编码基因突变。

【临床表现】

1. 心前区不适或胸痛、劳力性呼吸困难等。

2. 左心室增大，胸骨左沿第 3～4 肋间粗糙的收缩期杂音并受药物影响而发生改变。

【辅助检查】

1. ECG 特征为左室肥厚劳损、各种心律失常、深而窄的 Q 波、左室异常高电压。

2. X 线 特征为左心室增大。

3. 超声心动图

（1）室间隔非对称性肥厚，室间隔/左室后壁≥1.3。

（2）收缩期出现驼峰（SAM）。

（3）主动脉收缩中期关闭现象。

（4）心内膜心肌活检：可见心肌细胞肥大排列紊乱、心肌间质纤维化等。

【诊断与鉴别诊断】

1. 诊断 根据临床表现、胸骨左沿下段喷射性收缩期粗糙杂音及超声心动图改变可诊断。

2. 鉴别诊断 应与主动脉瓣狭窄、室间隔缺损等鉴别。

【治疗原则】

1. 减轻流出道梗阻，缓解症状，使用β受体阻滞药及钙离子拮抗药。

2. 纠正心功不全。

3. 处理心律失常。

4. 介入治疗 对重症梗阻患者可考虑置入 DDD 起搏器或酒精室间隔消融。

5. 手术治疗 切除肥大肌束，消除梗阻。

### （三）限制型心肌病

较少见。以心内膜心肌纤维化使心肌僵直和心腔闭塞、心排血量减少为特征。临床表现类似缩窄性心包炎。

本病预后较差，以对症治疗为主。可用利尿药，必要时（心力衰竭或心房颤动室率快）可用洋地黄制剂。

### （四）病毒性心肌炎

【病因】

多见于儿童和青壮年，可由各种病毒引起，以肠道和呼吸道感染中的微小核糖核酸病毒最常见，如柯萨奇病毒、灰质炎病毒、流感病毒、腮腺炎病毒等。

【临床表现】

1. 病前 1～2 周多有上呼吸道或肠道急性病毒感染史。

2. 心肌受损的表现　　可有心动过速、过缓、心电图出现 ST-T 改变、传导阻滞、期前收缩（早搏）等，严重者可出现Ⅲ度房室传导阻滞、急性左心衰竭、心源性休克或猝死。

【诊断】

根据近期病毒感染历史及心肌受损的表现做出诊断。

【实验室检查】

可有白细胞增高，咽拭子或粪便中可分离出病毒，血清中特殊抗体滴定度增高，心肌活检组织中可能分离出病毒，电镜下发现心肌细胞中有病毒颗粒。

【治疗】

1. 保护心肌　　急性期应卧床休息，应注意补充营养。

2. 合并心力衰竭应使用利尿药、血管扩张药、血管紧张素转换酶抑制药（ACEI）等。

3. 合并心律失常者采取相应药物治疗。

4. 合并严重心力衰竭、高度房室传导阻滞者可考虑用肾上腺皮质激素。

## 六、复习思考题

1. 简述扩张型心肌病、肥厚型心肌病的临床表现与诊断要点。

2. 扩张型心肌病应与哪些疾病相鉴别？

3. 扩张型心肌病的治疗方法有哪些？

4. 心肌炎的原因有哪些？

5. 心肌受损有哪些表现？

6. 心肌炎的治疗方法有哪些？

（罗兴林）

## 第八节　心包疾病

## 一、实习地点：内科病房及示教室

## 二、实习学时：1 学时

## 三、目的与要求

1. 掌握急性心包炎的临床表现、诊断及治疗。

2. 熟悉急性心包炎的病因。

3. 了解缩窄性心包炎的临床表现、诊断及治疗要点。

## 四、实习重点

急性心包炎的诊断及治疗。

## 五、实习内容

### （一）急性心包炎

【原因】

有细菌、病毒、肿瘤、自身免疫、物理、化学等诸多因素，其中以结核性、非特异性、化脓性和风湿性心包炎较为常见。

【询问病史】

1. 心前区痛　轻者胸闷，重者呈缩窄性或尖锐性痛，可放射至颈部、左肩、左臂等，吸气和咳嗽时加重。

2. 呼吸困难。

3. 其他症状　发热、干咳、嘶哑、吞咽困难、烦躁等。

【体格检查】

1. 心包摩擦音　是特异性征象、呈抓刮样粗糙的高频音，盖过心音，且较心音表浅。位于心前区，以胸骨左缘第 3～4 肋间最为明显。

2. 心包积液征

（1）心浊音界向两侧扩大，呈绝对浊音。

（2）心尖冲动微弱，位于心浊音界左缘左侧。

（3）心音低而遥远。

（4）Ewart 征（背部左肩胛角下呈浊音、语颤增强和支气管呼吸音）。

（5）颈静脉怒张、肝大、下肢水肿、腹水等。

3. 心包填塞征

（1）静脉压升高：颈静脉显著怒张。

（2）动脉压下降：急骤大量心包渗液时，出现血压突然下降或休克等。

（3）奇脉：吸气时动脉收缩压下降 10 mmHg 以上，伴有脉搏减弱或消失。

【辅助检查】

1. 化验检查　感染性者常有白细胞计数增加、血沉增快。

2. X 线检查　当心包渗液大于 250 ml 时，可见到心影普遍性向两侧增大，心脏搏动减弱或不见。

3. 心电图

（1）急性心包炎：ST 段呈弓背向下抬高，T 波高，1 d 至数天后，ST 段回到基线，T 波低平以至倒置，持续数周至数月，后逐渐恢复正常。

（2）心包渗液时有 QRS 低电压。

4. 超声心动图　能显示心包渗液的液性暗区，估计渗液量及其分布范围。

【诊断和鉴别诊断】

1. 诊断　根据临床表现、心包摩擦音、X线检查、心电图、超声心动图心包渗液的特征改变即可确立诊断。

2. 鉴别诊断　注意与扩张型心肌疾病、缺血性心肌病等鉴别。

【治疗】

1. 病因治疗。

2. 对症治疗　如用镇痛药等。

3. 心包穿刺以解除心脏压塞症状。

4. 心包切开引流，并用抗生素治疗化脓性心包炎。

5. 心包切除术指征　急性非特异性心包炎反复发作，以致长期病残。

**(二) 慢性缩窄性心包炎**

【病因】

多继发于急性心包炎。

【临床表现】

心率增快、呼吸困难、颈静脉怒张、肝大、腹水、下肢水肿，但心浊音界无显著增大，通常无杂音。

【辅助检查】

1. X线检查　心影大小正常，心缘变直，上腔静脉扩张。

2. 心电图　有 QRS 低电压。

3. 超声心动图　显示心包增厚。

【诊断】

根据心包炎病史、体循环淤血征明显、超声心动图特征可确立诊断。

【治疗】

早期施行心包切除术。

# 六、复习思考题

1. 心包积液的病因和临床表现是什么？
2. 心脏压塞的征象与治疗原则是什么？

（罗兴林）

# 附录　心血管介入诊疗技术

# 一、冠状动脉的介入性诊断和治疗

1. 选择性冠状动脉造影　是用导管技术在心脏冠状动脉内注入显影剂，能准确、清晰地显示活体冠状血管的解剖结构，是冠心病诊断的金标准。

主要适应证：

① 用于诊断：不典型胸痛，临床上难以确定诊断；有缺血性心绞痛症状，但运动试验及核素心肌显像无客观指征；有典型心绞痛症状，无创检查有心肌缺血的冠心病，为进一步制订治疗方案提供客观依据；不明原因的心脏扩大、心功能不全、心律失常患者。

② 用于治疗：临床上确认为冠心病，欲行冠状动脉内血管成形术或外科搭桥术者；急性心肌梗死出现下列情况进，应考虑急诊冠状动脉造影：A. 发病 6 h 以内急性心肌梗死或发病在 6 h 以上仍有持续性胸痛者，拟行急诊 PTCA 术者；B. 急性心肌梗死并发室间隔穿孔或乳头肌断裂，导致心源性休克或急性泵衰竭，经内科治疗无效需要急诊手术治疗者；C. 梗死后心绞痛，经内科治疗不能控制者。

2. 经皮腔内冠状动脉成形术（PTCA） 是用球囊扩张狭窄冠脉的内径，增加心肌的供血供氧的心脏介入性手术。

适应证：

① 最佳适应证：稳定型心绞痛；单支血管病变；单个病变、近端、短（<10 mm），向心性、无钙化、不完全阻塞；左室功能良好；有冠状动脉搭桥术指征。

② 不稳定型心绞痛、冠脉搭桥术（CABG）后心绞痛；无症状性心肌缺血；急性心肌梗死（24 h 至 7 d 之间不作）。

③ 多支血管病变；CABG 后的血管桥；被搭桥后的冠状动脉本身病变；被保护的左主干病变。PTCA 术后再狭窄。

④ 病变远端、分叉处，长（>10 mm），偏心性，不规则、有钙化、溃疡、血栓等。

3. 冠状动脉内支架置入术（percutaneous intracoronary stent implantation） 是将可被球囊扩张开的多孔不锈钢管架置入病变冠脉内，支撑管壁，主要用于急性血管撕裂及降低再狭窄。

适应证：

① PTCA 并发急性闭塞。

② PTCA 术后再狭窄。

③ 不稳定型心绞痛、左主干病变、搭桥术后静脉桥病变、偏心，钙化、成角及完全闭塞病变，术前预测 PTCA 术中可能发生内膜撕裂、急性闭塞、术后再狭窄者。

④ PTCA 结果不满意，残留狭窄明显的病变。

## 二、心脏瓣膜病的介入治疗

1. 经皮二尖瓣球囊成形术（PBMV）

适应证：单纯 MS、MV 活动度好，瓣下结构病变轻，无左房血栓，合并 MI 或 AI 仅属轻度，无风湿活跃，瓣膜超声积分<8 分（Wikins 记分法）。

2. 成人主动脉瓣、肺动脉瓣球囊成形术。

## 三、心律失常的介入治疗

1. 射频消融术　是用导管电极释放的射频电流（300～1000 kHz 的高频正弦交流电），产生能量可控的热效应（50～80 ℃），使局部组织脱水及凝固性坏死，从而阻断心律失常的折返途径，达到根治快速性心律失常目的的治疗方法。

主要适应证：

① 预激综合征合并室上心动过速。

② 折返性室上心动过速。

③ 发作频繁、心室率不易控制的典型心房扑动者。

2. 人工心脏起搏　是通过心脏起搏器发放脉冲电流，刺激心脏，以带动心脏搏动的治疗方法。

主要适应证：

① 缓慢心律失常：有病态窦房结综合征、房室传导阻滞、颈动脉窦晕厥和血管迷走性晕厥、长 Q-T 期综合征。

② 快速性心律失常（PSVT、VT、伴房内阻滞的快速性房性心律失常）。

## 四、先天性心脏病的介入治疗

1. 经导管动脉导管未闭封堵术

（1）弹簧圈动脉导管未闭封堵术适应证：直径≤2.5 mm 的动脉导管未闭。

（2）自膨性蘑菇伞动脉导管未闭封堵术适应证：直径＞2.5 mm、位置正常的动脉导管未闭。

2. 经导管房间隔缺损关闭术

适应证：

① 继发孔房缺。

② 小儿病例需要根据年龄而定，通常直径≤30 mm，成人可更大些。

③ 右室扩大有右室容量负荷增加的证据。

④ 左向右分流。

⑤ 缺损边缘至冠状窦、房室瓣和右上叶肺静脉的距离至少≥5 mm。

3. 经导管室间隔缺损关闭术

适应证：

① 肌部室间隔缺损。

② 室间隔修补术后残余分流。

③ 外伤性或急性心肌梗死后肌部室间隔穿孔。

（叶　强）

# 第三章　消化系统疾病

## 第一节　急性胃炎

一、实习地点：内科病房或示教室

二、实习学时：2 学时

三、实习目的

1. 掌握急性胃炎的临床表现、诊断及鉴别诊断。
2. 熟悉急性胃炎的治疗原则及基本治疗方法。

四、实习重点

1. 急性胃炎的诊断及鉴别诊断。
2. 急性胃炎的基本治疗方法。

五、实习内容

【询问病史】

1. 询问病因　病前有无严重创伤、大手术、多器官衰竭、败血症、精神紧张、暴饮、暴食，进食不洁的、过冷过热的食物，是否饮酒，特别是服用对胃黏膜有刺激的药物史（NSAIDs）。

2. 发病情况　起病缓急，有无上腹疼痛、饱胀、食欲减退、嗳气等，并注意疼痛部位、性质及程度，加重及缓解方式。

3. 有无畏寒、发热、出汗、四肢厥冷等感染中毒现象，尿量是否减少。

4. 有无恶心、呕吐。注意呕吐次数、呕吐物是否有咖啡色样内容物及血液。

【体格检查】

1. 注意全身情况，注意体温、脉搏、血压，有无脱水及休克现象。

2. 有无腹部膨胀及压痛，注意压痛部位、程度、肌紧张及反跳痛。

3. 吞食腐蚀性毒物者，应检查口腔黏膜及咽部黏膜是否有充血水肿和溃烂。

【辅助检查】

1. 血常规 白细胞总数正常或稍高，或血红蛋白下降。

2. 大便常规 外观水样便，显微镜下可见红细胞、白细胞，隐血试验阳性。

【诊断及鉴别诊断】

1. 诊断

（1）起病急，有引起急性胃炎的原因。

（2）上腹疼痛，伴恶心、呕吐，腹泻，水样便，量多。

（3）大便常规，少许红、白细胞、隐血试验阳性。

（4）排除其他急腹症早期表现。

（5）若无胃痛史的上消化道出血，特别是发病前有酗酒、内服阿司匹林等，应考虑急性胃黏膜病变，行急诊胃镜可以明确诊断。

2. 鉴别诊断

（1）急性细菌性痢疾：有进食不洁食物史，有脓血黏液便，里急后重，大便有白细胞、红细胞及脓细胞，大便培养有痢疾志贺菌。

（2）急性阑尾炎：转移性右下腹痛，右下腹压痛，血白细胞总数、中性粒细胞数增高。

（3）急性胰腺炎：上腹痛，伴恶心、呕吐、腹胀，血、尿淀粉酶增高，B超、CT有相应改变。

表现上消化道出血者（急性胃黏膜病变）须与以下疾病相鉴别：

（4）食管静脉曲张破裂出血：有肝硬化病史，呕血量大，体检、肝功能、B超、CT有肝硬化表现。

（5）消化性溃疡出血：有慢性、周期性、节律性上腹部疼痛，胃镜检查可明确诊断。

【治疗】

1. 卧床休息，祛除病因。

2. 酌情短期禁食或流质饮食。

3. 对症治疗 解痉镇痛，如阿托品 0.3 mg 口服，普鲁苯辛 15 mg 口服，3 次/天，山莨菪碱（654-2），5～10 mg 口服，3 次/天，匹维溴铵 5 mg，3 次/天。制酸剂：西咪替丁 0.8～1.2，分次口服。

4. 有感染所致者，可用小檗碱（黄连素），2～4 片，每日 3 次，呋喃唑酮（痢特灵）0.1～0.2 g，每日 3 次，喹诺酮类如左氧氟沙星 0.2 g，每日 2 次。

5. 出血明显患者给予 PPI 制剂或 $H_2$ 受体拮抗药抑制胃酸分泌。

# 六、复习思考题

1. 急性胃炎的诊断及鉴别诊断是什么？

2. 急性胃炎治疗原则是什么？

（邓明明）

# 第二节　慢性胃炎

## 一、实习地点：内科病房，胃镜室及示教室

## 二、实习学时：3 学时

## 三、实习目的

1. 掌握慢性胃炎的临床表现、诊断及鉴别诊断。
2. 熟悉慢性胃炎的治疗原则及基本治疗方法。

## 四、实习重点

1. 慢性胃炎诊断及鉴别诊断。
2. 慢性胃炎的基本治疗原则。

## 五、实习内容

【询问病史】

1. 追问原因　既往有无胃幽门螺杆菌（HP）感染病史，病前有无长期饮酒及服用对胃有刺激的食物或药物，有无规律的饮食习惯。有咀嚼器官障碍及口、鼻、咽部慢性病灶，如扁桃体炎、鼻窦炎。有无慢性心肺功能不全、门脉高压或糖尿病等。

2. 有无消化不良、食欲减退、嗳气、腹胀、腹泻等。

3. 有无上腹疼痛不适，注意腹痛与进食的关系，服抗酸药或促动力药后是否可缓解。

4. 有无软弱无力，运动力量减低或反复黑便及呕吐咖啡色样液等。

【体格检查】

1. 患者营养状况，有无消瘦、苍白、舌光滑及舌乳头萎缩。

2. 有无腹部膨胀及压痛等。

【辅助检查】

1. HP 检查　可通过胃镜取组织做快速尿素酶试验，活检标本涂片或病理切片中查找 HP。还可行 $^{13}$C 或 $^{14}$C 尿素呼气试验、粪便抗原检测、血清 HP 抗体测定等。

2. 血清抗壁细胞抗体和血清胃泌素试验。

（1）胃体胃炎：血清壁细胞抗体（＋），血清胃泌素增高。

（2）胃窦胃炎：血清壁细胞抗体（－），血清胃泌素降低。

3. X 线钡餐检查　大多数慢性胃炎钡餐检查无异常，对诊断帮助不大，对溃疡病和胃癌的鉴别诊断有一定意义。

4. 胃镜检查　结合直视下做活体组织病理检查及 HP 检查是诊断慢性胃炎的主要方法。

(1) 慢性非萎缩性胃炎：可见黏膜红斑、黏膜出血点或斑块、黏膜粗糙伴或不伴水肿、充血水肿等基本表现，而其中糜烂性胃炎有两种类型，即平坦型和隆起型，前者表现为黏膜有单个或多个糜烂灶，其大小从针尖样到最大径数厘米不等；后者可见单个或多个疣状、膨大皱襞状或丘疹样隆起，最大径 5～10 mm，顶端可见黏膜缺损或脐样凹陷，中央有糜烂。

(2) 慢性萎缩性胃炎：可见黏膜红白相间，白相为主，皱襞变平甚至消失，部分黏膜血管显露；可伴有黏膜颗粒或结节状等表现。

【诊断与鉴别诊断】

1. 诊断

(1) 根据病史及临床症状，有长期消化不良、食饮减退、食后上腹部钝痛饱胀感、嗳气等，但均非慢性胃炎特有表现，加上体征少，对诊断帮助不大。

(2) X 线钡餐检查，只有助于排除其他疾病，对诊断帮助不大。

(3) 胃镜检查及活体组织检查是诊断本病主要方法。

2. 鉴别诊断

(1) 消化性溃疡：有慢性、周期性、节律性疼痛，X 线钡餐及胃镜检查可明确诊断。

(2) 胃癌：有上述消化道症状、大便隐血持续阳性、贫血、消瘦、X 线钡餐及胃镜检查可明确诊断。加强对于病前状态的处理，重视萎缩性胃炎伴不同程度不典型增生（低级别、高级别上皮内瘤）的内镜随访和治疗。

(3) 功能性消化不良：有一系列消化不良症状，但血清学及影像检查无明显异常发现，患者常伴有神经功能障碍。

(4) 慢性胆囊炎：慢性上腹痛、饱胀、嗳气、腹泻等，B 超检查有胆结石或胆囊壁粗糙。

(5) 钩虫病：有钩幼性皮炎历史，大便有钩虫卵，胃镜检查偶可看见钩虫等。

【治疗】

1. 祛除病因　如戒烟戒酒，避免对胃有刺激的食物和药物，积极治疗口腔和咽部的慢性病灶等。

2. 药物治疗

(1) 缺酸或低酸者，1% 稀盐酸 10 ml，每日 3 次，胃蛋白酶合剂 10 ml，每日 3 次。

(2) 解痉及制酸镇痛：有阿托品、普鲁苯辛、山莨菪碱 (654-2)；硝苯地平（硝苯吡啶）10 mg，每日 3 次；匹维溴铵 5 mg，每日 3 次等。

(3) 维生素及铁剂：恶性贫血者可用维生素 $B_2$、叶酸等。

(4) 抗 HP 治疗：对萎缩胃炎，HP 感染者主张抗 HP 治疗。用质子泵抑制药＋铋剂＋两种抗生素（如阿莫西林 1.0 g、克拉霉素 0.25～0.5 g、呋喃唑酮（痢特灵）0.2 g、甲硝唑 0.4 g，每日 2 次）联合治疗。主张足疗程（10～14 d）、足量给药。

3. 手术治疗　适用于慢性萎缩性胃炎合并中、重度不典型增生（高级别上皮内瘤变）者可行内镜下黏膜剥离术（ESD）。

## 六、复习思考题

1. 慢性胃炎的分类有哪些？
2. 慢性胃炎的诊断及鉴别诊断是什么？
3. 慢性胃炎的治疗原则是什么？

（邓明明）

## 第三节 消化性溃疡

## 一、实习地点：内科病房或示教室

## 二、实习学时：3学时

## 三、实习目的

1. 掌握消化性溃疡的临床表现、诊断、鉴别诊断和基本治疗方法。
2. 熟悉消化性溃疡的并发症及其处理。
3. 了解消化性溃疡的病因和发病机制。

## 四、实习重点

1. 消化性溃疡的诊断和鉴别诊断。
2. 消化性溃疡的基本治疗方法。

## 五、实习内容

【询问病史】
1. 病因和诱因　了解患者的性格、生活环境、精神情绪、饮食习惯，有无服非甾体消炎药和激素史，是否吸烟和酗酒，发病前有无诱因。
2. 腹部症状　腹痛开始的时间，起病缓急，疼痛发作与季节的关系，疼痛与进食的关系，疼痛发生在白天还是晚上，疼痛部位，性质如何，有无放射痛，进食或制酸剂能否缓解。有无反酸、嗳气、恶心、呕吐。
3. 并发症症状　有无反复呕吐，呕吐的时间与呕吐的关系，呕吐物的性质、量、臭味、颜色，有无隔餐或隔夜的食物残渣，呕吐后腹痛是否缓解，上腹部有无蠕动包块，有无消瘦，有无呕血及黑便史。

4. 家族史。

【体格检查】

1. 全身情况　有无消瘦、脱水及贫血。

2. 腹部压痛部位及程度。

3. 上腹部有无胃形、胃蠕动波及震水声。

【辅助检查】

1. 胃镜检查，特别是内镜窄带成像联合放大技术（NBI＋ME）和黏膜活检，对诊断消化性溃疡和鉴别恶性溃疡很有价值。

2. 幽门螺杆菌（HP）检测　消化性溃疡患者中 HP 感染率为 $80\%$ 以上。检测方法：快速尿素酶试验为首选方法，其次为呼气试验$^{13}$C-UBT 或$^{14}$C-UBT，其他尚有组织学切片染色、黏膜涂片染色镜检、培养、PCR 等。

3. 血常规　一般正常，有出血者可出现红细胞计数及血红蛋白降低。

4. 大便隐血试验　素食 3 d 隐血试验阳性者提示溃疡呈活动性。

5. X 线钡餐　直接征象为龛影，是诊断溃疡的可靠依据。间接征象为胃大弯侧痉挛性切迹、十二指肠球部激惹及球部畸形等，间接征象不能确诊溃疡。

【诊断与鉴别诊断】

1. 诊断

（1）消化性溃疡的诊断

① 典型病史：根据慢性病程、周期性发作及节律性上腹痛等。

② 胃镜检查：发现溃疡。

③ 钡餐检查：发现龛影。

（2）并发症的诊断

① 大出血：出血前多数患者有溃疡病症状加重，表现为呕血和（或）黑便，头晕、心悸、出汗、恶心、晕厥、脉细速等，可有低热，出血后 3～4 h 可出现贫血、网织红细胞增多。

② 穿孔：急性穿孔多有诱因，常在饱餐后突然上腹剧痛，伴恶心、呕吐，烦躁不安和休克症状，继而出现腹膜炎症状和体征，腹肌呈板样强直，压痛及反跳痛，肝浊音界消失，X 线检查可有膈下游离气体。慢性穿孔为上腹部呈持续性剧痛。亚急性穿孔为上腹部持续性的疼痛外，尚有局限性腹膜炎体征。

③ 幽门梗阻：疼痛节律性消失，餐后上腹痛，呕吐隔餐隔夜发酵饮食，严重者脱水、营养不良和电解质紊乱，上腹部可有蠕动包块和震水声。

④ 癌变：多见于 40 岁以上的胃溃疡患者，如无其他并发症而疼痛节律性消失，伴食欲减退、体重明显减轻，内科治疗效果不好，大便隐血试验持续阳性，并出现贫血，钡餐检查龛影持续存在，NBI＋ME 胃镜下的靶向活检。

2. 鉴别诊断

（1）功能性消化不良：指有消化不良的症状而无溃疡及其他器质性疾病（如肝胆胰腺疾病）者，按罗马Ⅲ诊断标准，必须符合以下一点或一点以上：餐后饱胀不适；早饱；上腹痛；上腹烧灼感；没有可以解释症状的器质性疾病（包括上消化道内镜下）的证据。诊断前症状出现至少 6 个月，在最近的 3 个月症状符合以上标准。

（2）慢性胆囊炎和胆石症：疼痛与进食油腻有关，疼痛位于右上腹并放射至肩部，伴发热、黄疸的典型病例不难与消化性溃疡做出鉴别。对不典型的患者，需要借助 B 超或内镜下逆行胰胆管造影检查。

（3）胃癌：消化性溃疡与胃癌的鉴别主要依赖钡餐、胃镜及胃组织病理检查。恶性溃疡 X 线钡餐检查示龛影位于胃腔之内，边缘不整，龛影周围胃壁强直，呈结节状，向溃疡集中的皱襞有融合中断现象；内镜下恶性溃疡形状不规则，底凹凸不平，苔污秽，边缘呈结节状隆起，局部胃壁蠕动差，NBI＋ME 可见边界线，胃黏膜表面微血管和微结构不规则甚至消失。

（4）胃泌素瘤：亦称 Zollinger-Ellison 综合征，是胰腺非 B 细胞瘤。肿瘤常常很小（<1 cm），生长缓慢，半数为恶性，大量胃泌素可刺激壁细胞增生，分泌大量胃酸，导致胃、十二指肠球部和不典型部位（十二指肠降段、横段、甚或空肠近端）发生多发性溃疡。特点为：不典型部位、难治性消化性溃疡，高胃酸分泌，空腹血清胃泌素 ＞200 pg/ml（常＞500 pg/ml），腹泻。

【治疗】

治疗目的是消除病因、控制症状、促进溃疡愈合、防止并发症和预防复发。

1. 一般治疗　溃疡活动期，常需休息，注意饮食，戒烟酒、避免过饥、过饱。

2. 药物治疗

（1）抑制胃酸分泌药物

① 质子泵抑制药（proton pump inhibitor，PPI）：抑制胃酸分泌（表 3-3-1）。

表 3-3-1　质子泵抑制药的常用剂量

| 药品名称 | 治疗剂量 | 维持剂量 |
| --- | --- | --- |
| 奥美拉唑（Omeprazole） | 20 mg 2 次/天 | 20 mg 1 次/天 |
| 兰索拉唑（Lansoprazole） | 30 mg 2 次/天 | 30 mg 1 次/天 |
| 泮托拉唑（Pantoprazole） | 40 mg 2 次/天 | 20 mg 1 次/天 |
| 雷贝拉唑（Rabeprazole） | 20 mg 2 次/天 | 10 mg 1 次/天 |
| 埃索美拉唑（Esomeprazole） | 20 mg 2 次/天 | 20 mg 1 次/天 |

② $H_2$ 受体拮抗药（$H_2$RA）：抑制胃酸分泌。西咪替丁（Cimetidine）0.2 g，3 次/天，睡前加服 0.4 g，雷尼替丁（Ranitidine）150 mg，2 次/天，法莫替丁（Famotidine）20 mg，2 次/天。

（2）胃黏膜保护剂

① 铋剂：胶体次枸橼酸铋（TBD，德诺）120 mg，4 次/天，胶体果胶铋 100 mg，3 次/天。

② 弱碱性抗酸剂：铝碳酸镁 1.0 g，3 次/天，硫糖铝（Sucralfate）1.0 g，4 次/天等。

（3）根除 HP 治疗：根除 HP 可使大多数 HP 相关性溃疡患者完全达到治愈目的。国际上已对 HP 相关性溃疡的处理达成共识，即不论溃疡初发还是复发，不论活动还是静止，不论有无并发症，均应该抗 HP 治疗。目前，推荐的根除 HP 的方案如下：

推荐铋剂＋质子泵抑制药（PPI）＋两种抗菌药物组成的四联疗法，抗菌药物组成方案有 4 种：① 阿莫西林＋克拉霉素；② 阿莫西林＋左氧氟沙星；③ 阿莫西林＋呋喃唑酮；④ 四环素＋甲硝唑或呋喃唑酮。其中，3 种治疗失败后易产生耐药的抗生素（甲硝唑、克拉霉素和左氧氟沙星）分在不同方案中，仅不易耐药的阿莫西林、呋喃唑酮有重复。对青霉素过敏者推荐的抗菌药物组成方案为：① 克拉霉素＋左氧氟沙星；② 克拉霉素＋呋喃唑酮；③ 四环素＋甲硝唑或呋喃唑酮；④ 克拉霉素＋甲硝唑。鉴于铋剂四联疗法延长疗程可在一定程度上提高疗效，故推荐的疗程为 10 d 或 14 d，放弃 7 d 方案。

3. 手术治疗　适应证：① 大出血经内科紧急处理及介入治疗无效时；② 急性穿孔；③ 器质性幽门梗阻；④ 内科治疗无效的顽固性溃疡；⑤ 胃溃疡疑有恶变。

4. 并发症的治疗

（1）大出血

① 一般治疗：暂时禁食，定时测血压、脉搏、尿量，定期复查红细胞、血红蛋白、红细胞压积。

② 补充血容量：输液宜快，用生理盐水、林格液、代血浆等。急诊输血指征：收缩压＜90 mmHg，脉搏＞120 次/分钟，血红蛋白＜70 g/L。

③ 药物止血：去甲肾上腺素 8 mg＋生理盐水 100 ml 分次口服；$H_2$ 受体拮抗药静脉滴注（如：法莫替丁 20 mg，2 次/天）；PPI 静脉滴注（如：艾司奥美拉唑 40 mg，1 次/天或每 12 h 1 次甚至每 8 h 1 次）。

④ 胃镜下止血：可局部喷洒止血药（如：凝血酶，8 mg％去甲肾上腺素）；局部注射止血药（如：1/10000 肾上腺素）；也可用电凝、微波、射频、组织胶注射等止血。

⑤ 胃内降温：用冰盐水反复灌洗胃腔。

⑥ 介入治疗：对于内科止血及内镜下止血无效的血管性出血可进行选择性动脉造影，在动脉内输注血管加压素。应用高选择性的微球或明胶海绵微体栓塞，能够有效止血。

⑦ 手术指征：经过内科积极止血、内镜下止血及介入治疗 24 h，患者出血仍未停止或反复出血，血压脉搏不稳定；合并幽门梗阻、穿孔者。

（2）幽门梗阻：卧床休息，禁食，PPI 抑制酸分泌，每日静滴补液 2000～3000 ml，注意酸碱平衡及电解质紊乱，每晚洗胃一次，经上述治疗 1～2 周无好转者考虑手术。

（3）急性穿孔：需紧急处理，暂行胃肠减压，静脉补液，抗感染，最好于 6～12 h 内手术。

（4）癌变：一旦确诊，尽早手术或抗癌治疗。

# 六、复习思考题

1. 如何诊断消化性溃疡？
2. 简述消化性溃疡的治疗措施。
3. 根除 HP 治疗的推荐方案有哪些？
4. 消化性溃疡并发大出血的治疗措施有哪些？

（吕沐瀚　石　敏）

## 第四节　肝　硬　化

## 一、实习地点：内科病房

## 二、实习学时：3学时

## 三、目的要求

掌握肝硬化的临床表现和诊断要点，熟悉肝硬化的鉴别诊断、并发症及治疗原则。

## 四、实习内容

【询问病史】

1. 询问可能引起各种肝硬化的病因，如病毒性肝炎，长期饮酒、服用肝毒性药物，长期反复接触肝的毒物等。

2. 有无乏力、消瘦、食欲减退、低热等全身症状。

3. 消化道症状　有无餐后饱胀、恶心、呕吐、脂餐不耐受及消化吸收不良等表现。

4. 有无呕血、黑便及鼻出血、齿龈出血及紫癜等出血倾向。

5. 有无男性乳房发育、性欲减退、女性闭经或月经失调、乳房肿块等。

6. 有无皮肤巩膜黄染，何时发现，为持续性还是间歇性出现。

7. 腹部有无包块，何时发现及其部位，继续长大否，局部有无疼痛。

8. 有无腹胀及双下肢水肿。

9. 肝性脑病者应了解昏迷前有无感染、大出血、手术、放腹水、大量食入富含蛋白质的食物、含氨或氨基酸类药物，或使用吗啡、巴比妥类药物、大量利尿药等。

【体格检查】

1. 注意体温、精神状态、消瘦、贫血、黄疸、肝病面容。

2. 有无内分泌失调现象　包括肝掌、蜘蛛痣、有无男性乳房增大、睾丸萎缩、阴毛脱落、女性乳房囊肿。

3. 出血倾向　有无紫癜、牙龈出血、鼻出血等。

4. 门静脉高压现象　包括腹壁静脉曲张、腹水、脾大、痔等。

5. 肝本身情况　包括大小、形态、质地及有无血管鸣。

6. 双下肢有无水肿、有无胸腔积液等，有无皮肤色素沉着、面部毛细血管扩张。

7. 有无肝性脑病现象　如性格变化、情绪抑郁或欣快、表情淡漠、反应迟钝、嗜睡、昏迷等。

【辅助检查】

1. 血常规　轻度贫血、脾功能亢进时白细胞及血小板降低。

2. 尿常规　肝肾综合征时尿蛋白、管型及尿胆原增加，有黄疸时可出现尿胆红素。

3. 肝功能实验　代偿期肝硬化的肝功能实验大多正常或有轻度异常，失代偿患者多有以下改变：

（1）半数以上患者，血清胆红素含量轻度增加。

（2）总胆固醇低于正常。

（3）转氨酶常有轻、中度增高，处于肝细胞活动者 ALT＞AST，当肝细胞严重坏死时，AST 明显高于 ALT。

（4）血浆总蛋白正常或降低或增高，但白蛋白降低、球蛋白增高，白、球蛋白比值倒置。

（5）血清蛋白电泳中白蛋白减少、γ 球蛋白增高。

（6）BSP 实验＞10％以上。

（7）凝血酶原时间延长，注射维生素 $K_1$ 不能纠正。

（8）血清 MAO、PP、透明质酸、板层素等浓度常显著增高。

4. 免疫学检查　免疫球蛋白 IgA、IgG、IgM 增高，HBV、HCV、HDV 可阳性，血清自身抗体可呈阳性，类风湿因子可呈阳性，玫瑰花结形成率及淋巴细胞转换率降低。

5. 腹水检查　一般为漏出液，并发感染时可呈渗出液，如为血性应高度怀疑癌变或感染。

6. 影像学检查

（1）食管吞钡可见食管下段静脉曲张。

（2）肝脾超声可了解肝、脾大小及门静脉压力增高的情况。

（3）CT 和 MRI 检查可示早期肝大、晚期肝右叶和左叶比例失调（右叶萎缩、左叶长大），形态不规则，脾大，腹水，门静脉主干内径增宽。

（4）彩色多普勒检查可示血流速度、方向和血流量。

7. 胃镜检查　可见食管胃静脉曲张的部位及程度，及出血风险，可行内镜下套扎、组织胶治疗术。

8. 穿刺有假小叶形成为确诊金标准。

9. 腔镜检查　可直视肝表面并做活检，有助于诊断及鉴别肝炎或肝癌。

【诊断及鉴别诊断】

1. 诊断

（1）有引起肝硬化的病因：如病毒性肝炎、营养不良、长期饮酒等。

（2）肝功能减退的临床表现：如乏力、消瘦、食欲减退、消化不良、腹胀、营养不良等表现。

（3）体征：如蜘蛛痣、肝掌、黄疸、脾大及门静脉高压表现（如脾大、腹水、腹壁静脉曲张）。

（4）肝功能阳性结果：有白蛋白降低、球蛋白增高、白球蛋白比值倒置、γ 球蛋白增高、BSP＞10％以上等。

（5）胃镜及食管吞钡检查：可见食管下段胃底静脉曲张。

（6）肝活检：假小叶形成，有助于早期诊断。

2. 鉴别诊断

（1）肝大时须与以下疾病相鉴别。

① 慢性肝炎：病期较短，有急性病毒性肝炎史，无蜘蛛痣、肝掌、腹壁静脉曲张。慢性肝炎与早期肝硬化的界限不易区别，常须通过肝穿刺做肝活体组织检查以进行鉴别。

② 原发性肝癌：多有肝区疼痛，肝进行性肿大，质地坚硬，有大小不等的结节，血清甲胎蛋白阳性，影像学B超及CT检查等可以鉴别。

（2）并发上消化道出血时需要与以下疾病相鉴别。

① 消化性溃疡：有溃疡病史及节律性上腹疼痛，而无门脉性高压及肝功能减退表现。

② 胃癌并发出血：有进行性消瘦、食欲减退、可能有上腹部包块及左锁骨上淋巴结肿大等。急性上消化道出血鉴别困难时，可行胃镜检查加以鉴别。

（3）与引起腹水的疾病相鉴别。

① 心功能不全：有心脏病病史，表现咳喘、不能平卧，颈静脉怒张、心界大及心脏杂音、肝大并压痛、双下肢水肿等。

② 肾病：有肾病史，下肢及全身性水肿，大量蛋白尿及肾功能障碍等。肝硬化晚期可出现肝肾综合征而有尿检验异常，此时当从病史、症状、体征、实验室检查进行鉴别。

③ 结核性腹膜炎：有结核病史，以发热、盗汗、腹痛、腹泻等为主要表现，腹部触诊可扪及包块、腹水检验为渗出液等可以鉴别。

（4）肝性脑病应与尿毒症、糖尿病、药物中毒等疾病引起的昏迷相鉴别。

（5）门静脉血栓形成应与其他急腹症相鉴别。

【治疗】

1. 一般治疗

（1）休息：代偿期患者宜适当减少活动，可参加轻微工作；失代偿期患者应以卧床休息为主。

（2）饮食：以高热量、高蛋白质和维生素丰富而易消化的食物为宜，肝功能显著损害或有肝性脑病先兆时，应限制或禁食蛋白质。

（3）支持治疗：失代偿期患者食欲缺乏、进食量少，且多有恶心、呕吐，宜静脉输入高渗葡萄糖液以补充能量，输液中可加入维生素C、胰岛素、氯化钾等；应特别注意维持水、电解质和酸碱平衡，病情较重者应用复方氨基酸、白蛋白或鲜血。

2. 药物治疗　目前尚无特效药，平日可用维生素和消化酶。

3. 腹水的治疗　在上述一般治疗的基础上，腹水的治疗可采取以下方法，以利尿药的使用最为广泛。

（1）限制钠、水的摄入：腹水患者必须限钠，给无盐或低盐饮食，每日摄入钠 500～800 mg（氯化钠 1.2～2.0 g）；进水量限制在 1000 ml/d 左右，如有显著低钠血症，则应限制在 500 ml 以内。

（2）利尿药：主要使用螺内酯（Spironolactone，安体舒通）和呋塞米（Furosemide，速尿），螺内酯为储钾利尿药，呋塞米为排钾利尿药，单独使用应同时服用氯化钾。目前主张螺内酯和呋塞米联合应用，可起协同作用，并减少电解质紊乱。使用螺内酯和呋塞米的剂量比例为 100 mg：40 mg。剂量不宜补充过大，利尿速度不宜过猛，以免诱发肝性脑病、肝肾综合征等。

（3）放腹水加输注白蛋白：单纯放腹水只能临时改善症状，2～3 d 腹水迅速复原；可放腹水加输注白蛋白治疗难治性腹水，每日或每周 3 次放腹水，每次在 4000～6000 ml，亦可一次放 10000 ml，同时静脉输注白蛋白 40 g，比大剂量利尿药治疗效果好。

（4）提高血浆胶体渗透压：每周定期少量、多次静脉输注鲜血或白蛋白，对改善机体一般情况、恢复肝功能、提高血浆渗透压、促进腹水的消退等有帮助。

（5）腹水浓缩回输：是治疗难治性腹水的较好办法，但不良反应和并发症有发热、感染、电解质紊乱等，存在较大风险，注意有感染的腹水不可回输。

（6）腹腔-颈静脉引流：又称 Le Veen 引流法，采用装有单向阀门的硅管，一端留置于腹腔，硅管另一端自腹壁皮下朝向头颈，插入颈内静脉，利用腹-胸腔压力差，将腹水引向上腔静脉。

近年来开展的经颈静脉肝内门体分流术（TIPS）是一种以介入放射学的方法在肝内的门静脉与肝静脉的主要分支间建立分流通道。此方法能有效降低门静脉压力，创伤小，适用于食管静脉曲张大出血和难治性腹水，但易诱发肝性脑病。

4. 门静脉高压症的手术治疗　手术治疗的目的主要是降低门静脉压力和消除脾功能亢进，有各种分流、断流术和脾切除术等。

5. 并发症治疗

（1）上消化道出血：应采取急救措施，包括禁食、静卧、加强监护、迅速补充有效血容量（静脉输液、鲜血）以纠正出血性休克和采用有效止血措施及预防肝性脑病等。预防食管静脉曲张出血经止血后再发生出血，可定期通过内镜对曲张静脉注射硬化剂或静脉套扎术及长期服用普萘洛尔、单硝酸异山梨酯等降低门静脉压力的药物。

（2）自发性腹膜炎：并发自发性腹膜炎和败血症后，应积极加强支持治疗和抗菌药物的应用。强调早期、足量和联合应用抗菌药物，选用主要针对革兰氏阴性菌并兼顾革兰氏阳性菌的抗菌药物，如氨苄西林、头孢噻肟钠、头孢拉定、头孢曲松钠（头孢三嗪）、环丙沙星等，选择 2～3 种联合应用，然后根据治疗的反应和细菌培养结果，调整抗菌药物，用药时间不得少于 2 周。

（3）肝性脑病：采取一系列综合措施，如消除并发症（消炎、止血、纠正水电解质紊乱）及保持结肠酸环境等。

（4）肝肾综合征：迅速控制上消化道大量出血、感染等诱发因素；严格控制输液量，量出为入，纠正水、电解质和酸碱失衡；输注右旋糖酐、白蛋白或浓缩腹水回输，以提高循环血容量，改善肾血流，在扩容基础上应用利尿药；血管活性药如多巴胺、依前列醇（前列腺素 I2）可改善肾血流量，增加肾小球滤过率；重在预防，避免强烈利尿、大量放腹水及服用损害肾功能的药物等。

6. 肝移植手术　是近代对晚期肝硬化的治疗新进展，可提高患者的存活率。

## 六、复习思考题

1. 肝硬化的临床表现有哪些？
2. 肝硬化腹水的治疗措施有哪些？
3. 试述肝硬化并发上消化道出血与其他疾病所致上消化道出血的鉴别。

（唐川康）

## 第五节　原发性肝癌

## 一、实习地点：内科病房或示教室

## 二、实习学时：3 学时

## 三、实习目的

1. 掌握原发性肝癌的临床表现。
2. 掌握原发性肝癌的诊断标准，熟悉原发性肝癌的鉴别诊断。
3. 掌握原发性肝癌的治疗原则。
4. 了解原发性肝癌的病因和发病机制。

## 四、实习重点

1. 原发性肝癌的临床表现、诊断和鉴别诊断。
2. 原发性肝癌的治疗方法。

## 五、实习内容

【询问病史】
1. 常见症状　肝区疼痛、右上腹部包块、黄疸、消瘦、乏力。
2. 转移灶症状
（1）肺：咳嗽、气紧。
（2）脑：相应神经定位症状、体征。
（3）骨：局部疼痛、病理性骨折。
3. 相关致病因素　有无肝炎病毒感染史，有无长期大量饮酒史，有无肝硬化病史等。

4. **高危人群** 各种原因所致的慢性肝炎、肝硬化及大于 35 岁的 HBV 或 HCV 感染者。

【体格检查】

1. 肝大、质硬、表面不平，注意有无肝区血管杂音。

2. **肝硬化征象** 包括脾大、腹水、侧支循环的形成，血性腹水多为癌组织侵犯肝包膜或向腹腔破溃所致。

3. **晚期征象** 包括黄疸、腹水、恶病质及远处转移病症。

【并发症】

有肝性脑病、肝癌结节破裂出血、消化道出血、感染、门静脉或肝静脉癌栓形成。

【辅助检查】

1. **肿瘤标志物** 血清甲胎蛋白（AFP）、a-L-岩藻糖苷酶（AFU）检查。AFP 诊断原发性肝癌的意义：在排除假阳性的基础上，AFP＞400 ng/ml 为诊断条件之一；对 AFP 逐渐升高不降，或＞200 $\mu$g/L，持续 8 周，应结合影像学及肝功能变化做综合分析或动态观察。

注意：假阳性有妊娠、生殖腺胚胎瘤、活动性肝病；假阴性有肝细胞癌分化过低、过高，胆管细胞癌。

2. **影像学检查** 有 B 超、增强 CT、MRI、选择性肝动脉造影。

3. **穿刺活检** 在 B 超或 CT 引导下，用细针穿刺肿瘤结节做病理组织学检查。本法为创伤性，对临床表现不典型的病例有诊断价值。

【诊断与鉴别诊断】

1. **诊断** 满足下列 3 项中的任一项，即可诊断为原发性肝癌。

（1）具有两种典型影像学（B 超、增强 CT、MRI 或选择性肝动脉造影）表现，病灶＞2 cm。

（2）一项典型的影像学表现，病灶＞2 cm，AFP＞400 ng/ml。

（3）肝活检阳性。

2. **原发性肝癌分期**

（1）早期（Ⅰ期）：又叫亚临床期肝癌，指早期无明显症状、体征的原发性肝癌。

（2）中期（Ⅱ期）：Ⅰ期和Ⅲ期之间，自然生存期 4 个月。

（3）晚期（Ⅲ期）：有黄疸、腹水、远处转移及恶病质中任一项者，自然生存期＜2 个月。

3. **鉴别诊断**

（1）慢性活动性肝病：动态观察 AFP 与转氨酶呈平行降低。

（2）肝硬化：具有肝功能不全表现与门脉高压征象，无肝占位病变，无 AFP 持续升高。

（3）肝脓肿：肝区疼痛明显，伴有发热、血象明显升高。

（4）转移性肝癌：伴有原发病灶表现，多能找到原发病灶，AFP 一般为阴性，肝内转移灶在超声、CT 影像上有不同改变。

【治疗】

近年来早期肝癌和小肝癌的检出率和手术根治切除率逐年提高。早期肝癌尽量手术切除，不能切除者应采取综合治疗模式。

1. **手术治疗** 为首选，早期效果最好。凡有手术指征者均应积极争取手术切除。

2. **介入治疗** 可分为放射介入治疗与超声介入治疗，其中常用方法是肝动脉栓塞化疗

（TACE）、经皮穿刺瘤内局部注射治疗。对于不能根治切除的肝癌，TACE 为首选方案。经放射介入治疗后，如肿瘤明显缩小，应积极争取及时手术切除。超声引导下经皮穿刺瘤内局部注射治疗包括无水乙醇注射、醋酸注射、热盐水注射等，无水乙醇注射的临床应用广泛。

3. 全身化疗　单一药物药效较差，目前多用联合化疗。

4. 放射治疗　原发性肝癌对放疗敏感性不高，目前倾向于放疗联合化疗。

5. 生物和免疫治疗　单克隆抗体和酪氨酸激酶抑制药等靶向治疗药物已相继应用于临床。

6. 综合治疗　合理选择一种或多种方法联合应用。

7. 肝移植。

## 六、复习思考题

1. 原发性肝癌的病因和临床表现是什么？

2. 试述原发性肝癌的诊断和鉴别诊断。

3. 试述 AFP 对原发性肝癌的诊断价值。

（付祥胜）

# 第六节　急性胰腺炎

## 一、实习地点：内科病房或示教室

## 二、实习学时：3 学时

## 三、实习目的

1. 掌握急性胰腺炎的典型临床表现、临床分型、诊断和鉴别诊断以及治疗方法。

2. 熟悉急性胰腺炎的病因和发病机制。

3. 了解治疗急性胰腺炎的一些新药、新方法。

## 四、实习重点

1. 急性胰腺炎的临床表现、诊断和鉴别诊断。

2. 急性胰腺炎的治疗方法。

## 五、实习内容

【询问病史】

1. **典型症状**　急性胰腺炎特征性腹痛，餐后发生的中、上腹持续性难以忍受的疼痛；伴随症状：恶心、呕吐、腹胀、发热。

2. **并发症症状**

(1) 局部并发症：有急性胰周液体集聚、包裹性胰腺坏死、胰腺脓肿和（或）假性囊肿出现上腹疼痛及包块。

(2) 全身并发症：有多器官衰竭，如急性肺损伤（ALI）和急性呼吸窘迫综合征（ARDS）、急性肾衰竭、休克、肝功能损害、糖尿病、胰性脑病、消化道出血、DIC 等相应症状。

3. **病因及诱发因素**　询问急性胰腺炎病因如胆道结石、高脂血症，诱因如大量饮酒和暴饮暴食、腹部手术与创伤、逆行胰胆管造影（ERCP）检查等。注意肥胖是急性胰腺炎独立危险因素之一。

4. **家族史**　少数患者有遗传因素，一个家族中多人发病。

【体格检查】

1. **生命体征**　体温、脉搏、呼吸、血压，急性重型胰腺炎生命体征变化快，脉搏大于 120 次/分钟、呼吸频率大于 30 次/分钟、血压低于 90/60 mmHg，预示患者病情危重，可能发生器官功能衰竭，有生命危险。

2. **全身情况**　重型急性胰腺炎可出现口唇发绀、四肢湿冷、皮肤花斑，低血压或休克、脱水、呼吸困难、意识模糊等。

3. **腹部体征**

(1) 轻症胰腺炎仅有中上腹部压痛，但常与主诉腹痛程度不相符，多无肌紧张和反跳痛。

(2) 中度重症可以伴有腹胀、腹部膨隆，出现急性腹膜炎体征，可有腹胀和肠鸣音减少。

(3) 急性重型胰腺炎（SAP）患者，腹胀明显，全腹压痛反跳痛，麻痹性肠梗阻表现，腹水征阳性，少数患者于两侧胁腹部及脐周出现皮肤灰蓝或青紫，分别称为 Grey-Turner 征和 Cullen 征。后期 2～4 周若有脓肿或假性囊肿发生可于上腹部触及肿块。另外还可出现黄疸和手足搐搦等。

【急性胰腺炎分型分期】

按照最新分类标准，急性胰腺炎可以分为轻症（MAP）、中度重症（MSAP）和重症（SAP）。病程分期：早期（SIRS 期）：多为病程第 1～2 周，后期（感染期）发病 2 周以后。只有 MSAP 或 SAP 才有后期，临床表现为急性胰腺炎的局部并发症和（或）全身并发症持续存在。

【辅助检查】

1. **血清淀粉酶和脂肪酶测定**　血清淀粉酶在起病后 6～12 h 开始升高，48 h 开始下降，持续 3～5 d，超过正常值 3 倍即可确诊本病。血清脂肪酶发病后 24～72 h 开始上升，正常值 0.5～1.5 U，胰腺炎时超过 1.5 U，持续 7～10 d。

2. 肝肾功能及血常规 多有白细胞增多及中性粒细胞核左移。

3. 血糖、血脂和电解质 血糖水平可以反映胰腺坏死程度。血脂＞11.3 mmol/L 可作为急性胰腺炎病因。

4. 炎症指标 C-反应蛋白可以反映全身炎症反应，血清降钙素原（PCT）反映是否合并感染，PCT＞2.0 ng/ml 常提示脓毒血症。

5. 动脉血气分析（$PaO_2$） 反映血液 pH、动脉血氧分压、二氧化碳分压，对于判断肺损伤、成人呼吸窘迫综合征（ARDS），有重要价值。

6. 腹部 B 超、CT 等 急诊患者就诊后 12 h 内完成 CT 平扫检查，发病 72 h 后完成增强 CT 检查，可有效区分胰周液体积聚和胰腺坏死范围。

【诊断与鉴别诊断】

急性胰腺炎是临床常见急腹症，可谓急腹症之最，起病最急，变化最快，病情最重，病死率最高。近年来发病率不断升高，病死率居高不下。因此，急性胰腺炎早期及时正确诊断非常重要，可以最大限度减少胰腺炎症对机体损伤，缩短病程，改善预后。

1. 诊断方法 根据典型的临床表现、血淀粉酶及腹部 B 超、CT 影像学检查，常可做出诊断，但须注意淀粉酶水平与病情常不成正比。

2. 诊断标准 临床符合以下 3 项特征中 2 项即可诊断 AP：与 AP 相符合的腹痛；血清淀粉酶或脂肪酶浓度至少高于正常上限值 3 倍，血淀粉酶 Somogy（苏氏）法＞500 U 是急性胰腺炎诊断标准；腹部影像学符合胰腺炎 CT 检查改变。

3. 鉴别诊断

（1）消化性溃疡急性穿孔：多有消化性溃疡病史，突发剧烈腹痛且有腹肌板样强直、肝浊音区消失，X 线腹部透视见膈下游离气体，血淀粉酶一般不超过 500Somogyi（苏氏）单位。

（2）胆石症和胆囊炎：常有绞痛发作史，疼痛多在右上腹，可向右肩放射；可有黄疸，Murphy（墨菲）征阳性；超声和 X 线检查可有胆结石与胆囊炎征象，血和尿淀粉酶可轻度升高。

（3）急性肠梗阻：有阵发性腹绞痛、呕吐、便秘和肛门不能排气，可闻及高调肠鸣，X 线腹部平片显示肠梗阻征象，血和尿淀粉酶可轻度升高。

（4）心肌梗死：有冠心病史，常突然发病，心前区有压迫感或疼痛，疼痛也可见于上腹部，心电图检查及血尿淀粉酶检查可资鉴别。

（5）其他：有时须与肠系膜血管栓塞、高位阑尾穿孔、肾绞痛、脾破裂、异位妊娠破裂、尿毒症及伴急性腹痛的糖尿病酮症酸中毒相鉴别。

【治疗】

急性轻型胰腺炎经 1～2 周治疗可痊愈。急性重型胰腺炎病情凶险，治疗方法复杂，治疗费用高，疗效差异很大，患者在短时间内可完全恢复正常，或并发心、肺、肾衰竭导致死亡，甚至猝死。必须采取多学科综合性措施，积极抢救治疗。

1. 内科治疗 急性胰腺炎主张早期尽量非手术治疗。

（1）监护：密切观察体温、脉搏、呼吸、血压、神志、尿量和排便情况；每日动态掌握腹部体征变化、白细胞计数、血淀粉酶值、电解质与血气分析；B超每3天一次，重症者CT检查需每周一次动态检测。

（2）维持水、电解质平衡，保持血容量。早期主张采用"控制性液体复苏"策略。

（3）解痉镇痛：阿托品0.5 mg或山莨菪碱（654-2）10 mg肌内注射，但有麻痹性肠梗阻者不宜用。疼痛剧烈时可用哌替啶50～100 mg肌内注射。

（4）减少胰腺外分泌

① 禁食禁水与胃肠减压：急性胰腺炎必须严格禁食，腹胀者需要持续胃肠减压。患者病情恢复，进食需要符合条件：疼痛停止，无发热、血白细胞恢复正常。进食方法：开始宜清淡，如水、米汤、菜汁，逐渐进食低脂、低蛋白饮食。再次疼痛时再禁食。

② 抗胆碱药：如阿托品、山莨菪碱等可减少胰腺分泌，但诱发或加重肠麻痹，目前已很少使用。

③ $H_2$受体拮抗药或质子泵抑制药，如：法莫替丁20 mg溶于5‰葡萄糖液500 ml中静脉滴注，2次/天。奥美拉唑或埃索美拉唑40 mg静脉推注，2次/天等。

④ 生长抑素（Somatostatin）及类似物：生长抑素：3 mg溶于生理盐水或葡萄糖液500 ml中，以每小时250 μg持续静脉滴注，持续5～7 d。奥曲肽：先以100 μg静脉注射，继以每小时250 μg持续静脉滴注，持续5～7 d。

（5）抑制胰酶活性：抑肽酶（Trasylol）2万U/(kg·d)，分2次溶于葡萄糖液中静脉滴注；加贝酯2.5 mg/(kg·h)静脉滴注2～3 d。

（6）抗菌药物：轻型胰腺炎以化学性炎症为主，抗菌药物并非必要，但多数与胆道疾病相关，故多用抗菌药物。重型者常合并细菌感染，应及时合理给予抗菌药物，推荐方案：碳青霉烯类；青霉素＋β-内酰胺酶抑制药；第三代头孢菌素＋β-内酰胺酶抑制药＋抗厌氧菌药物；喹诺酮类。针对耐药菌感染可选用万古霉素（替考拉宁）、利奈唑胺、替加环素等药物。疗程7～14 d，特殊情况下可延长。

（7）恢复肠道功能，防治肠道细菌易位感染，尽早开始肠内营养。

（8）防治器官功能衰竭：及时纠正休克，发生ARDS等需要呼吸机支持。

2. 十二指肠镜下Oddis括约肌切开术（EST） 适用于胆源性胰腺炎，以减压引流和去除胆石梗阻。

3. 中药 生大黄或柴芍承气汤，随症加减，对重症胰腺炎有较好疗效。

4. 手术 近年来需要外科手术的胰腺炎患者越来越少，对于既往有手术指针的患者目前主张采取"升阶梯治疗方案"，在基础治疗上，掌控时机，首先以微创介入，疗效不满意者及时手术。

适应证：① 胰腺炎并发脓肿时；有些脓肿及时发现可以在B超或CT引导下引流达到效果；② 胆源性胰腺炎需要手术解除梗阻，有时也可以通过内镜下EST治疗。③ 腹腔大出血时，首选血管造影，明确出血部位原因，如为假性动脉瘤出血则行栓塞术，必要时手术治疗。

# 六、复习思考题

1. 导致胰腺自身消化的主要消化酶有哪些？
2. Grey-Turner 征和 Cullen 征的临床意义是什么？
3. 急性胰腺炎应与哪些疾病鉴别？
4. 试述急性胰腺炎与全身并发症的治疗原则。
5. 简述急性重型胰腺炎的局部并发症。

（彭　燕）

# 第四章　泌尿系统疾病

## 第一节　慢性肾小球肾炎

### 一、实习地点：肾病内科病房或示教室

### 二、实习学时：3学时

### 三、实习目的

1. 掌握慢性肾小球肾炎的临床表现、诊断和鉴别诊断。
2. 熟悉慢性肾小球肾炎的治疗原则。
3. 了解慢性肾小球肾炎的病因、发病机制、病理及预后。

### 四、实习重点

慢性肾小球肾炎的诊断和鉴别诊断。

### 五、实习内容

【询问病史】
1. 询问起病方式、主要临床表现及出现时间。
2. 病前有无明显诱因（如感冒、劳累或使用肾毒性药物等）。
3. 有无颜面、眼睑及双下肢水肿，下肢水肿是否为凹陷性、是否为对称性。
4. 有无乏力、纳差、血尿、腰痛及尿量增多和减少。
5. 有无头晕、心悸、眼花、明显乏力的表现，病程中是否测过血压及数值；是否有相关的化验结果。
6. 继往有无类似病史，当时的具体表现及化验结果、治疗情况及疗效。有无高血压、紫癜、肝炎病史。

【体格检查】

1.测量体温、脉搏、呼吸、血压。

2.注意水肿的部位、程度及对称性，有无胸腔积液、腹水。

3.心界有无扩大及杂音，肺部有无干湿性啰音。

4.有无面部红斑、口腔溃疡、双下肢紫癜及大小关节有无变形等。

【辅助检查】

1.血常规可正常或程度不等的贫血，伴感染时出现白细胞升高。

2.尿常规　轻度尿异常，尿蛋白常在 1~3 g/d，尿沉渣镜检红细胞可增多，可见管型。

3.血生化　肾功能正常或轻度受损（肌酐清除率下降）。

4.肾的病理类型是决定肾功能恶化程度的重要因素。

【诊断与鉴别诊断】

1.诊断

（1）凡尿化验异常（蛋白尿、血尿）、伴或不伴水肿及高血压病史达 3 个月以上，无论有无肾功能损害均应考虑此病。

（2）必须排除各种继发性肾小球肾炎及遗传性肾小球肾炎。

2.鉴别诊断

（1）急性肾炎：以急性方式起病者应与急性肾炎鉴别。后者潜伏期长，血清 C3 有动态变化、有自愈倾向。

（2）高血压肾病：有明显高血压者应与高血压肾病鉴别，后者有较长的高血压病史，小管功能损害较早，尿改变轻微，常有高血压的其他靶器官（心、脑）并发症。

（3）继发性肾小球疾病：如狼疮性肾炎、紫癜性肾炎、糖尿病肾病，乙肝相关性肾炎、肿瘤相关性肾炎等。常有相关原发疾病的表现，需要常规查自身抗体谱、乙肝两对半等。

（4）隐匿性肾小球肾炎：单纯蛋白尿、血尿而无临床表现者应考虑隐匿性肾小球肾炎。

（5）Alport 综合征：常见于青少年，患者可有眼（球型晶状体）、耳（神经性耳聋）、肾（血尿，轻、中度蛋白尿进行性肾功能损害）异常，并有家族史（多为 X 连锁显性遗传）。

（6）慢性肾盂肾炎：有反复发作的泌尿系统感染史，并有影像学及肾功能异常，尿沉渣中有白细胞，尿培养阳性。

【治疗】

1.治疗目标　防止或延缓肾功能进行性恶化、改善或缓解临床症状及防治心脑血管并发症，不能以消除蛋白尿及尿红细胞为目标。

2.治疗措施

（1）积极控制高血压和减少蛋白尿：高血压的治疗目标为血压控制在 130/80 mmHg 以下，尿蛋白的治疗目标：争取减少至<1 g/d。如无禁忌，首选 ACEI 或 ARB 类药物。血肌酐大于 264 $\mu$mol/L（3 mg/dl）时务必在严密观察下谨慎使用。

（2）有肾功能损害者应限制蛋白及磷的摄入量，应采用优质低蛋白饮食 [<0.6 g/(kg·d)]。

（3）糖皮质激素及细胞毒药物：不主张积极应用。如患者肾功能正常或仅轻度受损，病理类型较轻（如轻度系膜增生性肾小球肾炎、早期膜性肾病等），而且尿蛋白较多，无禁忌证者可试用，但无效者则应及时逐步撤去。

（4）避免加重肾损害的因素：如感染、劳累、妊娠及肾毒性药物的使用。

## 六、复习思考题

1. 慢性肾炎的治疗目的是什么？
2. 慢性肾炎高血压治疗的药物选择和目标是什么？
3. 以急性肾炎方式起病的慢性肾炎如何与急性肾炎鉴别？

（陈　昕　刘　建）

## 第二节　肾病综合征

## 一、实习地点：内科病房或示教室

## 二、实习学时：3 学时

## 三、实习目的

1. 掌握肾病综合征的诊断、鉴别诊断及治疗，特别是糖皮质激素的治疗。
2. 熟悉肾病综合征的病因、病理生理及并发症。
3. 了解原发性肾病综合征的病理类型及其临床特征。

## 四、实习重点

1. 肾病综合征的四大临床表现及原发性肾病综合征的诊断步骤。
2. 糖皮质激素的应用方法。

## 五、实习内容

【询问病史】
1. 水肿的特点　注意水肿的开始部位、性质、发展快慢。
2. 尿的变化　注意有无泡沫尿、血尿、少尿、无尿等。
3. 有无继发性肾病综合征表现　包括皮疹、光过敏、关节疼痛、口腔溃疡、脱发、糖尿病及乙肝史。
4. 并发症情况　包括感染（呼吸道、泌尿道、皮肤等）、血栓及栓塞并发症（下肢深静脉血栓、肺栓塞等)、急性肾损伤 (少尿、无尿)、蛋白及脂肪代谢紊乱。

5. 既往治疗情况　有无服用糖皮质激素史及时间、剂量、减量及复发情况。

【体格检查】

1. 水肿　包括水肿开始的部位、程度、是否为对称凹陷性,有无胸腔积液、腹水。

2. 皮疹　有无面部蝶形红斑、下肢皮肤紫癜。

3. 有无口腔溃疡、胸骨压痛、肾区叩痛等。

【辅助检查】

1. 常规检查　包括血、尿常规,肝肾功、血脂、血糖,特别注意尿蛋白及肝功中的白蛋白、血脂。

2. 24 h 尿蛋白定量。

3. 青年女性患者常规查自身抗体谱,常规筛查乙肝、ANCA,有骨痛患者查尿本-周氏蛋白、扁骨摄片。糖尿病患者行眼底检查。

4. 肾活检　可明确原发性肾病综合征病理类型,鉴别继发性肾病综合征。

【诊断与鉴别诊断】

1. 明确是否为肾病综合征　① 大量蛋白质：24 h 尿蛋白定量多于 3.5 g/d。② 低蛋白血症：血浆白蛋白低于 30 g/L。③ 水肿。④ 高脂血症。其中①、② 条为诊断所必需。

2. 确认病因　必须首先除外继发性肾病综合征,才能诊断原发性肾病综合征,最好能进行肾活检,做出病理诊断。继发性肾病综合征主要包括以下几项。

(1) 过敏性紫癜性肾炎：好发于青少年,有典型的皮肤紫癜,可伴关节疼痛、腹痛和黑便,多在皮疹出现后 1~4 周出现血尿和 (或) 蛋白尿。

(2) 系统性红斑狼疮肾炎：好发于女性,可出现光过敏、关节疼痛、口腔溃疡、脱发、面部蝶形红斑等多系统受累的表现,免疫学检查可检出多种自身抗体。

(3) 乙型肝炎病毒相关性肾炎：多见于儿童及青少年,对乙肝合并肾病综合征者需要鉴别。诊断要点：血清乙型肝炎病毒抗原阳性;有肾小球肾炎表现,并可除外狼疮性肾炎等继发性肾小球肾炎;肾活检切片中找到乙型肝炎病毒抗原。

(4) 糖尿病肾病：常见于中老年人,糖尿病病史及特征性眼底改变有助于鉴别。

(5) 肾淀粉样变性：好发于中老年,肾淀粉样变性是全身多器官受累的一部分。确诊需要肾活检。

(6) 骨髓瘤性肾病：好发于中老年,男性多见。可有骨痛、扁骨摄片见穿凿样空洞,血清单株球蛋白增高、蛋白电泳 M 带及尿本周蛋白阳性。

3. 明确病理类型。

4. 有无并发症。

【治疗】

1. 一般治疗　休息、饮食为正常量 [0.8~1.0 g/(kg・d)] 的优质蛋白 (富含必需氨基酸的动物蛋白) 饮食,热量充分,富含多聚不饱和脂肪酸、低盐 (<3 g/d) 饮食。

2. 对症治疗

(1) 利尿消肿：① 渗透性利尿药。非少尿及肾功能正常者可予右旋糖酐 40 (低分子右旋糖酐) 或淀粉代血浆 (706 代血浆) 250~500 ml 静脉滴注,隔日一次,随后用袢利尿药可增强利尿效果。② 提高血浆胶体渗透压：对严重低蛋白血症、高度水肿而又少尿（尿量＜400 ml）的肾病综合征患者，在必须利尿的情况下可静脉输注血浆或白蛋白以提高血浆胶体渗透压，促进组织中水分回吸收并利尿，继而用呋塞米 60～120 mg 加入葡萄糖溶液中缓慢静脉滴注，有时能获得良好的利尿效果。对肾病综合征患者利尿治疗的原则是不易过快过猛，以免造成血容量不足、加重血液高黏滞倾向，诱发血栓、栓塞（并发症）的发生。

（2）减少尿蛋白：常用血管紧张素转化酶抑制药（ACEI）或血管紧张素 Ⅱ 受体拮抗药（ARB）。

3. 免疫抑制与炎症反应

（1）糖皮质激素：① 起始足量，常用药物为泼尼松 1 mg/（kg·d），用足 8～12 周。② 缓慢减药：足量治疗后每 2～3 周减原用量的 10%，当减至 20 mg/d 时应更加缓慢减量。③ 长期维持：最后以最小剂量（10 mg/d）再维持半年左右。注意糖皮质激素的副作用与禁忌证。

（2）细胞素药物：可用于"激素依赖型（激素减量至一定程度即复发）"及"激素抵抗型（激素治疗无效）"的患者，一般不作为首选或单独治疗用药。最常用环磷酰胺 2 mg/（kg·d），分 1～2 次口服，或 200 mg，隔日静脉注射，累积量达 6～8 g 后停药。

（3）环孢素：已作为二线药物用于治疗激素及细胞毒药物治疗无效的难治性肾病综合征。3～5 mg/（kg·d），分 2 次服用。

（4）吗替麦考酚酯：常用量为 1.5～2 g/d，分 2 次口服，共用 3～6 个月，减量维持半年。应依据肾小球病理类型、年龄、肾功能、有否相对禁忌证等制订个体化治疗方案。

4. 中医药治疗。

5. 并发症的防治

（1）感染：无须应用抗生素预防感染。一旦发现感染，应及时选用对致病菌敏感、强效、无肾毒性的药物积极治疗。

（2）血栓及栓塞并发症：当血浆白蛋白低于 20 g/L 时，开始预防性抗凝治疗，可给予肝素 1875～3750 U IH，每 6 h 一次，或低分子肝素 4000～5000 U IH，1～2 次/天。已发生血栓、栓塞者应尽早全身或局部溶栓。

（3）急性肾损伤：包括袢利尿药、血液透析、原发病治疗、碱化尿液。

（4）蛋白质及脂肪代谢紊乱：包括降脂药物、中药黄芪等。

# 六、复习思考题

1. 肾病综合征的诊断方法有哪些？
2. 原发性肾病综合征的治疗有哪些？
3. 常见的哪些疾病可引起继发性肾病综合征？

（陈　昕　刘　建）

## 第三节　尿路感染

### 一、实习地点：内科病房或示教室

### 二、实习学时：3 学时

### 三、实习目的

1. 掌握尿路感染的定义，膀胱炎，急、慢性肾盂肾炎的典型临床表现、诊断依据、鉴别诊断及治疗原则。

2. 了解尿路感染的病因及发病机制、并发症。

### 四、实习重点

1. 尿路感染的定义和典型临床表现。

2. 尿路感染的诊断、定位、鉴别诊断及治疗原则。

### 五、实习内容

【询问病史】

1. 一般症状

（1）局部症状：有无尿急、尿频、尿痛、排尿不适、腰痛（程度及性质）、下腹部疼痛、排尿困难等症状。尿液是否浑浊、异味，有无血尿（肉眼或镜下血尿，全程、初始或终末血尿，有无血凝块及其大小形状）。

（2）全身感染性症状：畏寒、寒战、发热、头痛、恶心、呕吐等。

上述症状如有反复急性发作者，应追问每次发作的时间、诱因和症状，各次发作间歇期长短，当时的尿液检查结果、治疗经过与疗效等。

2. 肾功能受损的表现　有无肾小管功能下降表现（夜尿、低比重尿）、肾小球功能下降表现（少尿、水肿、氮质血症以及尿毒症等）。

3. 并发症症状　有无高热、剧烈腰痛或腹痛、血尿、肾绞痛等。

4. 追问诱发因素和易感因素　包括劳累、受凉、妊娠、尿路器械使用、有无尿路梗阻（结石、前列腺增生、狭窄、肿瘤等）、泌尿系统畸形和结构异常（膀胱输尿管反流、多囊肾、肾盂输尿管畸形、移植肾）、致机体抵抗力降低的各种因素（长期使用免疫抑制药、长期卧床、糖尿病、艾滋病等）、推测感染的可疑途径（上行感染，血行感染）。

5. 既往史　有无其他慢性疾病（如糖尿病）、免疫缺陷等，有无泌尿系统的外伤手术史，有无结核病史及与结核病患者接触史等。

6. 个人史　包括个人卫生习惯及冶游史等，女性还应问清月经史的具体情况。

7. 家族史　有无结核、尿路结石和尿路感染史等。

【体格检查】

1. 测体温、脉搏、呼吸、血压。

2. 观察面容（如热病容、肾病面容等）、表情（自然、痛苦等），有无贫血、脱水、水肿、消瘦。

3. 尿路感染的体征　肾区有无叩击痛，肋脊点、上输尿管点、中输尿管点及膀胱区有无压痛。

4. 有无泌尿系统以外的其他系统体征，如肺结核、败血症、扁桃体炎等的体征。

【辅助检查】

1. 尿常规检查　临床医师初步诊断尿感的依据之一。

外观多浑浊，尿沉渣镜检白细胞＞5 个/HP（白细胞尿）；部分有镜下血尿（肉眼血尿少见），呈均一性红细胞尿。尿蛋白多在－～＋。如见白细胞管型，对诊断肾盂肾炎有重要意义。

2. 尿沉渣涂片染色检查　对及时选择有效抗生素用重要参考价值。

清洁中段尿沉渣涂片，革兰氏染色用油镜或不染色用高倍镜找细菌，如平均≥1 个/HP，即表示尿路感染。

3. 尿细菌培养　确定是否为真性菌尿，是确定尿路感染的重要依据。

清洁中段尿、导尿及膀胱穿刺尿做细菌定量培养，其中膀胱穿刺尿培养结果最可靠。细菌数≥$10^5$/ml，如临床上无尿路感染症状，则要求做两次中段尿培养，细菌数均≥$10^5$/ml，且为同一菌种，为真性菌尿。尿细菌定量培养 $10^4 \sim 10^5$/ml，为可疑阳性，需要复查；如＜$10^4$/ml，可能为污染。如耻骨上膀胱穿刺尿细菌定性培养有细菌生长，即为真性菌尿。

4. 白细胞排泄率　准确收集 3 h 的全部尿液，立即进行尿白细胞计数，按每小时折算，阳性标准：白细胞＞$3 \times 10^5$/h 为阳性，小于 $2 \times 10^5$/h 属正常，介于两者之间为可疑。

5. 亚硝酸盐还原试验　大肠埃希菌等革兰氏阴性菌可使尿中硝酸盐被还原成亚硝酸盐，诊断尿路感染的敏感性为 70％以上，特异性为 90％以上。可作为尿路感染的过筛试验。

6. 血液检查

（1）血常规：急性肾盂肾炎时白细胞增高，中性粒细胞增多。慢性期常伴轻度贫血。

（2）肾功能：慢性肾盂肾炎肾功受损时出现血肌酐升高。

7. 影像学检查　行腹部 B 超、腹部平片、静脉肾盂造影、CT、排尿期膀胱输尿管反流造影、逆行肾盂造影等。

【诊断与鉴别诊断】

1. 诊断

（1）尿路感染的诊断：有尿路刺激症状和（或）白细胞尿者，应怀疑为尿路感染；确定为真性细菌尿者可确诊为尿路感染。无症状性细菌尿的诊断要求两次细菌培养均为同一菌种的真性菌尿。

（2）尿路感染的定位

① 根据临床表现：下尿路感染常以尿路刺激征为突出表现，无明显的全身症状。上尿路感染常有发热、寒战、伴腰痛、输尿管点和（或）肋脊点压痛、肾区叩痛等。

② 实验室检查：以下情况提示上尿路感染：膀胱冲洗后尿培养阳性；尿沉渣镜检有白细胞管型（除外间质性肾炎、狼疮性肾炎等）；尿 NAG 升高，尿 $\beta_2$ 微球蛋白升高；尿渗透压下降。

（3）慢性肾盂肾炎的诊断：① 肾外形凹凸不平，且双肾大小不等；② 静脉肾盂造影可见肾盂、肾盏变形，缩窄；③ 持续性肾小管功能损害。具备①、②的任何一项加③可诊断慢性肾盂肾炎。

（4）有无尿路感染的易感因素。

（5）有无并发症。

2. 鉴别诊断

（1）尿道综合征：有尿路刺激征，但无尿检异常，且细菌学检查阴性。

（2）肾结核：尿路刺激征更明显，尿检异常，但细菌学检查阴性，抗生素治疗无效，尿沉渣可查见抗酸杆菌，IVP 可发现肾实质虫蚀样缺损等表现。抗结核治疗有效。

（3）慢性肾小球肾炎：双侧肾受累，肾小球功能受损较肾小管功能受损突出。

【治疗】

1. 一般治疗 休息，多饮水，勤排尿，高热量饮食，碱化尿液，去除诱发因素。

2. 抗感染治疗 用药原则：① 选用敏感抗生素，首选对革兰氏阴性菌有效的抗生素，可按药敏结果调整；② 抗生素在尿和肾内浓度高；③ 肾毒性小，副作用少的抗生素；④ 单一药物治疗失败、严重感染、混合感染、耐药菌株出现时应联合用药；⑤ 不同类型的尿路感染给予不同的治疗时间。

（1）急性膀胱炎：用单剂量疗法或短疗程疗法。

（2）肾盂肾炎：轻症可口服药物治疗，疗程 10～14 d，常用喹诺酮类、半合成青霉素类、头孢菌素类。严重感染全身中毒症状明显者应静脉给药，必要时联合用药，疗程 2 周。慢性肾盂肾炎的治疗关键是积极寻找并去除易感因素，急性发作时治疗同急性肾盂肾炎。

（3）再发性尿路感染：包括重新感染和复发。重新感染：治疗后症状消失，尿菌阴性，但在停药 6 周后再次出现真性细菌尿，菌种与上次相同。复发：治疗后症状消失，尿菌转阴性后 6 周内再次出现菌尿，菌株与上次不同。可考虑用长疗程低剂量抑菌疗法，即每晚临睡前排尿后服用小剂量抗生素 1 次，如复方磺胺甲噁唑 1～2 片或呋喃妥因 50～100 mg 或氧氟沙星 0.2，每 7～10 d 更换药物一次，连用半年。

（4）无症状性菌尿：妊娠期、学龄前儿童、曾出现有症状感染者、尿路有复杂情况者应予治疗。

# 六、复习思考题

1. 上、下尿路感染的鉴别诊断有哪些？

2. 尿路感染的治疗原则是什么?

（陈　昕　刘　建）

## 第四节　急性肾损伤

## 一、实习地点：肾病内科病房

## 二、实习学时：3 学时

## 三、实习目的

1. 掌握急性肾损伤少尿期、多尿期的治疗原则。
2. 熟悉急性肾损伤的临床表现及实验室检查意义。
3. 了解急性肾损伤的常见病因及分类。

## 四、实习重点

1. 急性肾损伤的临床表现、诊断与鉴别诊断。
2. 急性肾损伤的基本治疗方法。

## 五、实习内容

【询问病史】
1. 详细询问引发急性肾损伤（AKI）的可能病因（包括肾前性、肾实质性、肾后性）。有无肾毒性食物及药物服用史。
2. 包括发生少（无）尿的时间及持续时间、尿量、尿色及少（无）尿特点，如是突发性、渐进性、持续性等。有无尿量增多倾向。
3. 有无恶心、呕吐、腹痛、腹泻、黑便、腰痛、发热。
4. 有无水肿、心累气促、端坐呼吸。
5. 有无皮肤、黏膜出血倾向。
6. 有无头痛、精神异常表现等。
【体格检查】
1. 测血压、心率，观察呼吸节律及深度。
2. 有无意识障碍，如嗜睡、昏迷、抽搐等。
3. 皮肤黏膜有无水肿、出血及贫血体征。

4. 双肺有无啰音，注意心界、心音、心率及心包摩擦音。

5. 有无肾区叩痛及其他感染体征。

6. 膀胱区有无叩浊。

【辅助检查】

1. 尿液检查　尿比重：肾前性＞1.020，肾实质性常在1.015以下。尿蛋白为±～＋，以小分子蛋白为主，尿沉渣可见肾小管上皮细胞、上皮细胞管型和颗粒管型及少许红、白细胞等。

2. 血液检查　包括血尿素氮、血肌酐增高、血pH和碳酸氢根离子浓度降低、血清钾浓度升高、钠浓度正常或偏低、血钙降低、血磷升高。

3. 影像学检查　包括B超、CT、尿路造影、放射性核素扫描等，应结合患者具体情况，权衡检查本身对病情影响后选择进行。

4. 肾活检　在排除了肾前性及肾后性原因后，没有明确致病原因（肾缺血或肾毒素）的肾性的AKI具有肾活检指征。此外，原有肾病出现AKI以及肾功能持续不恢复等情况，也需肾活检明确诊断。

【诊断与鉴别诊断】

1. AKI的诊断标准　肾功能在48 h内突然减退，血清肌酐绝对值升高≥26.5 $\mu$mol/L，或7 d内血清肌酐增至≥1.5倍基础值，或尿量＜0.5 ml/(kg·h)，持续时间＞6 h。

2. 鉴别诊断　首先应排除慢性肾病基础上的AKI（有慢性肾病病史、有贫血、肾体积缩小），其次应除外肾前性和肾后性原因，在确定为肾性AKI后，还应鉴别是肾小球、肾小管还是肾间质病变引起。

（1）急性肾小管坏死（ATN）与肾前性少尿的鉴别

① 补液试验：输注5%葡萄糖溶液200～250 ml，并注射呋塞米40～100 mg，如补液后血压恢复正常，尿量增加则支持肾前性少尿的诊断。

② 尿液分析：肾前性少尿一般尿比重升高＞1.020、尿钠排泄减少、尿肌酐/血肌酐＞40。

（2）ATN与肾后性尿路梗阻的鉴别：突发完全无尿或间歇性无尿患者应警惕，结石患者可出现肾绞痛、肾区叩痛等。膀胱出口梗阻则膀胱区叩浊。如下尿路梗阻或双侧输尿管梗阻，泌尿系B超和X线检查可鉴别。

（3）ATN与其他肾性AKI鉴别：肾性AKI可见于急进性肾小球肾炎、急性间质性肾炎及全身性疾病的肾损害如狼疮性肾炎、过敏性紫癜肾炎等，根据各疾病特点予以鉴别，必要时可行肾活检。

【治疗】

1. 尽早纠正可逆因素　如针对原发病的治疗。

2. 维持体液平衡　每日大致进液量可按前一日尿量加500 ml计算。

3. 饮食和营养　AKI患者每日所需能量为147 kJ/(kg·d)，主要由糖类和脂肪供应，蛋白质限制在0.8 g/(kg·d)，尽量减少钠、钾、氯的摄入。

4. 高钾血症　血钾≥6.5 mmol/L时，需要紧急处理。可予① 10%的葡萄糖酸钙10～20 ml静脉推注；② 5%碳酸氢钠100～200 ml静脉滴注；③ 50%葡萄糖50～100 ml加胰岛素 6～12U 缓慢静脉滴注；④ 口服聚磺苯乙烯 15～30 g，每日 3 次。最有效的方法是血液透析。

5. 代谢性酸中毒　血清 $HCO_3^-$ 浓度低于 15 mmol/L，可选 5‰碳酸氢钠 100～200 ml 静脉滴注。对严重酸中毒患者应立即血液透析。

6. 控制感染。

7. 肾的替代疗法　选用腹膜透析（PD）、间歇性血液透析（IHD）或连续性肾的替代治疗（CRRT）（掌握透析指征，熟悉透析禁忌证及并发症）。

8. 多尿期的治疗　治疗以维持水、电解质及酸碱平衡，控制氮质血症和预防各种并发症为主。

9. 恢复期的治疗　无须特殊处理，避免使用肾毒性药物，并定期随访肾功能半年至 1 年。

## 六、复习思考题

1. 急性肾损伤的诊断及鉴别诊断是什么？

2. 急性肾损伤的治疗有哪些？

3. 急性肾损伤的透析指征是什么？

（陈　昕　欧三桃）

## 第五节　慢性肾衰竭

## 一、实习地点：肾内科病房

## 二、实习学时：3 学时

## 三、目的要求

1. 掌握慢性肾病的定义及分期，慢性肾衰竭的临床表现、诊断依据和治疗原则。

2. 了解慢性肾衰竭的病因及疾病进展的危险因素。

## 四、实习重点

慢性肾病的定义及分期、进展的危险因素、临床表现和治疗。

## 五、实习内容

【询问病史】

1. 有无水肿、脱水、血尿、夜尿、多尿、少尿症状，持续时间及程度。

2. 有无血压增高、心悸、胸闷、胸痛、呼吸困难、不能平卧史。

3. 有无恶心、呕吐、腹泻、呕血、黑便、皮肤瘙痒等病状。

4. 有无贫血、皮肤瘀斑及鼻出血。

5. 有无乏力、失眠、记忆力减退、反应淡漠、嗜睡、精神异常等；有无肢端袜套样分布的感觉丧失，肢体麻木、烧灼感或疼痛感等。

6. 有无手足抽搐、骨痛、行走不便及自发性骨折等症状。

7. 询问有无产生继发性肾损害的可疑病因，如糖尿病、原发高血压、系统性红斑狼疮、肾结石、肾结核等。

8. 此次发病前有无诱发因素。

【体格检查】

1. 测体温、脉搏、呼吸、血压。

2. 有无肾病面容、判断贫血的程度，有无意识障碍及尿臭味，营养状况如何。

3. 水肿的部位及程度，皮肤有无破溃及溢液。脱水明显者，有无皮肤干燥、脱屑及尿素霜，有无抓痕、皮肤有无淤斑。

4. 有无深大呼吸，肺部有无干、湿啰音及胸腔积液体征。

5. 心界大小及杂音、有无心包摩擦音及心包积液体征。

6. 腹部有无腹水征、压痛、反跳痛及肌紧张等，肾区有无叩痛。

7. 脊柱、四肢及关节有无畸形，可否有病理性骨折。

【辅助检查】

1. 尿常规　多呈低渗尿或等渗尿，尿蛋白—～＋＋＋不等，尿沉渣中见管型尿。

2. 肾功能检查　肾功能不全代偿期，肌酐清除率降低。进入氮质血症期后，尿素氮、肌酐随病情加重逐渐升高，肌酐清除率、酚红排泄率降低更为明显。

3. 血生化检查　血浆蛋白降低，以白蛋白降低明显。糖耐量减低和低血糖。高脂血症表现轻到中度高三酰甘油血症和（或）轻度高胆固醇血症。

4. 血常规　血红蛋白均有降低，贫血程度与肾功能损害程度基本一致。部分患者可出现白细胞和（或）血小板降低。

5. 凝血功能　部分患者可有凝血功能的异常。

6. 电解质及甲状旁腺素（PTH）　常见高钾、低钙、高磷、高氯血症及 PTH 升高。

7. 血气分析　血 pH 下降，$HCO_3^-$ 及 BE 下降，呈代谢性酸中毒。

8. 胸部 X 线检查　有无"蝴蝶翼"征、有无肺炎改变，心脏有无明显增大。

9. 肾超声检查　肾有无缩小及肾皮质有无变薄。

10. 心脏彩超　有无心脏增大、左心室肥厚、心包积液等。

【诊断与鉴别诊断】

1. 诊断

(1) 确立肾衰竭：包括血尿素氮、肌酐升高，GFR 下降。

(2) 分出急慢性：慢性肾衰竭可有肾病史、血红蛋白降低，尿检异常，多有低蛋白血症。B 超示双肾缩小及肾皮质变薄。可有慢性肾衰竭的临床表现。

(3) 病因：主要有糖尿病肾病、高血压肾小动脉硬化、原发性或继发性肾小球肾炎、多囊肾、尿酸性肾病、梗阻性肾病、慢性肾盂肾炎等。

(4) 寻找可逆因素：累及肾的疾病复发或加重；有效血容量不足；肾局部血供急剧减少；严重高血压未能控制；肾毒性药物；泌尿道梗阻；严重感染、心力衰竭、肝衰竭等。

2. 鉴别诊断

(1) 肾前性氮质血症：有效血容量补足后肾功能可恢复。

(2) 急性肾损伤：病史及严重的贫血、高血压、肾缩小有助于鉴别。

(3) 慢性肾衰竭急性加重：慢性肾衰竭本身相对较重，或其病程加重过程未能反映急性肾损伤的演变特点。

(4) 慢性肾衰竭基础上急性肾损伤：慢性肾衰竭较轻，而急性肾损伤相对突出，且其病程发展符合急性肾损伤演变过程。

【预防与治疗】

1. 早期防治对策和措施　早期诊断、有效治疗原发病和去除导致肾功能恶化的因素是慢性肾衰竭防治的基础，也是保护肾功能和延缓慢性肾病进展的关键。

(1) 及时、有效地控制血压：CKD 患者血压的控制目标在 130/80 mmHg 以下。

(2) ACEI 和 ARB 的独特作用：可减少肾小球高滤过、减轻蛋白尿的作用。

(3) 严格控制血糖：糖尿病患者空腹血糖控制在 5.0～7.2 mmol/L，糖化血红蛋白<7%。

(4) 控制蛋白尿：将蛋白尿控制在<0.5 g/24 h。

(5) 其他：积极纠正贫血，应用他汀类药物等。

2. 营养治疗　非糖尿病肾病患者在 CKD1～2 期推荐蛋白入量 0.8 g/(kg·d)，从 CKD3 期起推荐蛋白入量 0.6 g/(kg·d)。糖尿病患者从出现显性蛋白尿起就应该限制蛋白入量，推荐 0.8 g/(kg·d)，一旦出现 GFR 下降，蛋白入量需要降至 0.6 g/(kg·d)。同时，都必须摄入足够热量，为 125.6～146.5 kJ/(kg·d)。

3. 慢性肾衰竭的药物治疗

(1) 纠正酸中毒和水、电解质紊乱：高钾血症的处理措施包括① 积极纠正酸中毒，可静脉给予碳酸氢钠 10～25 g；② 给予袢利尿药；③ 应用葡萄糖-胰岛素溶液输入（葡萄糖 4～6 g 中加胰岛素 1 U）；④ 口服聚磺苯乙烯 5～20 g，3 次/天；⑤ 对严重高钾血症（血钾>6.5 mmol），应及时给予血液透析。

(2) 高血压的治疗：ACEI、ARB、钙通道阻滞药、袢利尿药、β 受体拮抗药、血管扩张药等均可应用。透析前患者血压应控制在 130/80 mmHg 以下，维持透析患者血压不超过 140/90 mmHg。

(3) 贫血的治疗和重组人促红细胞生成素（rHuEPO）：如排除失血、造血原料缺乏等因素，血红蛋白（Hb）＜100 g/L 可考虑开始应用 rHuEPO 治疗。开始用量为每周 80～120 U/kg，分 2～3 次（或 2000～3000 U，每周 2～3 次。有铁缺乏时，应补充铁剂如硫酸亚铁 0.3 g，3 次/天。透析患者常需静脉途径补铁。除非存在需要快速纠正贫血的并发症（如急性出血、急性冠脉综合征等，通常无须输注红细胞治疗。

（4）低钙血症、高磷血症和肾性骨营养不良的治疗：明显低钙血症患者可口服 1,25-$(OH)_2D_3$（骨化三醇），0.25 $\mu g/d$，连服 2～4 周，治疗中需要监测血钙、磷、PTH 浓度，透析前患者血全段甲状旁腺素（iPTH）保持在 35～110 pg/ml（正常值在 10～65 pg/ml），维持性透析患者 iPTH 保持在 150～300 pg/ml。高磷血症患者可口服碳酸钙、醋酸钙、司维拉姆、碳酸镧等磷结合剂。

（5）防治感染：肠道清除毒素和吸附剂治疗，如包醛氧化淀粉。

（6）高脂血症的治疗：维持性透析患者，高脂血症的标准宜放宽，血胆固醇水平保持在 6.5～7.8 mmol/L，血三酰甘油保持在 1.7～2.3 mmol/L。

（7）口服吸附疗法和导泻疗法：口服氧化淀粉、活性炭制剂和大黄制剂。

4. 肾的替代治疗　当 GFR 小于 10 ml/min 并有明显尿毒症表现时，则应进行肾的替代治疗。对糖尿病肾病患者可适当提前至 GFR10～15 ml/min 时安排替代治疗，包括血液透析、腹膜透析和肾移植。

# 六、复习思考题

1. 慢性肾衰竭的药物治疗有哪些？
2. 肾性贫血的发病机制及治疗是什么？
3. 慢性肾病的定义及分期是什么？

（陈　昕　欧三桃）

# 第五章　血液系统疾病

## 第一节　缺铁性贫血

### 一、实习地点：血液科病房、示教室

### 二、学习学时：3 学时

### 三、目的要求

1. 掌握缺铁性贫血的诊断要点及血液细胞学特点。
2. 熟悉缺铁性贫血的治疗要点及铁剂的使用方法。
3. 了解缺铁性贫血的病因。

### 四、实习重点

缺铁性贫血的临床表现与治疗。

### 五、实习内容

【询问病史】
1. 患者年龄、职业、生育情况、生活环境及饮食习惯，如有无素食习惯等。
2. 有无肠道寄生虫（钩虫）感染病史。
3. 有无慢性失血病史（月经增多、消化道疾病）。
4. 有无有关铁吸收障碍的疾病史（胃酸缺乏、慢性腹泻、十二指肠及空肠疾病等）？
5. 有无严重的全身疾病，如肿瘤、SLE 等。
6. 有无机体缺氧或组织器官含氧量不足的表现
（1）心血管系统：如劳累、心悸及晕厥等。
（2）中枢神经系统：如记忆力减退、多梦、失眠等。

（3）骨骼肌肉系统：如身软、乏力等。

（4）泌尿系统：如腰痛、夜尿等。

（5）消化系统：如纳差、食欲下降等。

7. 有无机体含铁酶缺乏的表现

（1）机体免疫力低下的表现，常发生上呼吸道感染等。

（2）皮肤黏膜含铁酶缺乏的表现（Plammer-Vinson 综合征），如吞咽困难，有时可误诊为食管癌。

（3）毛发指甲的表现，毛发稀疏、易脱落、反甲等。

【体格检查】

1. 注意皮肤黏膜、毛发、指甲的特殊表现。

2. 注意有无其他疾病的器质性症状，如全身浅表淋巴结肿大，皮肤淤点、淤斑及肝脾大等。

3. 注意缺铁性贫血的心脏体征，心界大小、有无杂音等。

【辅助检查】

1. 血常规特点　包括小细胞、低色素性贫血。

2. 骨髓检查特点　呈增生性贫血骨髓象。红细胞比例大于 30%，无恶性细胞及明显异常形态细胞，各期白细胞比例正常。

3. 血清铁、铁蛋白及骨髓铁染色。

4. 其他排除性检查，如 B 超、X 线及 CT 等。

【诊断要点】

1. 引起铁缺乏的病因、诱因及基础疾病。

2. 临床表现。

3. 血液学特点（骨髓及血常规）及血清铁蛋白下降。

4. 铁剂治疗有效。

【治疗】

1. 病因治疗　为治疗缺铁性贫血的主要环节。

2. 铁剂治疗

（1）口服补铁：首选硫酸亚铁治疗（注意铁剂的特点，效价及补充贮存铁的治疗）。硫酸亚铁常用 0.1 g，3 次/天，至血红蛋白恢复正常，再用药 4~6 个月补充贮存铁。

（2）注射铁剂治疗：口服铁剂不能耐受或者胃肠道正常解剖部位发生改变而影响铁的吸收。

3. 输血　为补充铁最有效、最快速的方法；一般血红蛋白低于 60 g/L，可以考虑输血，但部分患者可诱发由输血而导致的输血不良反应，临床应严格掌握。

4. 辅助治疗

（1）促进铁吸收的药物及避免抑制铁吸收的药物。

（2）高热量、高蛋白饮食。

可适当补充维生素 C，忌用含鞣酸的药物及食物（茶叶），避免抑制铁吸收。

## 六、思考题

1. 缺铁性贫血的临床表现有哪些？
2. 简述缺铁性贫血的病因。
3. 铁剂治疗缺铁性贫血的注意事项有哪些？

（李晓明　邢宏运）

# 第二节　再生障碍性贫血

## 一、实习地点：血液科病房、示教室

## 二、实习学时：3 学时

## 三、目的要求

1. 掌握再生障碍性贫血的临床表现特点、诊断依据及鉴别诊断。
2. 熟悉再生障碍性贫血的分型及治疗方法。
3. 了解分型再生障碍性贫血的发病机制及可疑病因、诱因。

## 四、实习重点

再生障碍性贫血的临床表现及鉴别诊断。

## 五、实习内容

【询问病史】
1. 起病时间、病程、病情进展缓急，注意发热、出血及贫血的特点。
2. 注意可疑的病因，如药物、射线、病毒感染等。
3. 经过何种治疗、疗效如何？
【体格检查】
1. 全身情况，尤其注意皮肤黏膜的出血特点。
2. 有无浅表淋巴结肿大及肝脾大。
3. 注意寻找感染源、感染灶，有无合并败血症及有无脏器出血。

【辅助检查】

1. 血常规　多数呈"三系减少"，部分患者血细胞减少的程度可不平衡，但血常规中无异常细胞，呈正色素、正细胞性贫血。

2. 网织 RBC 计数　比例常低于 5%，绝对值 $< 15 \times 10^9 / L$。

3. ALP 指数及百分数正常或增高（指残存的白细胞功能基本正常，只是白细胞数量减少）。

4. 骨髓检查

（1）增生低下或明显低下。

（2）细胞分类及形态大致正常。

（3）非造血细胞增加（指淋巴细胞、网状细胞及浆细胞等）。

（4）非重型再生障碍性贫血患者可增生活跃（慢性再生障碍性贫血骨髓检查时可呈增生活跃——增生灶）。

5. 其他辅助检查。

【诊断与鉴别诊断】

1. 诊断

（1）临床表现：有贫血、出血及感染。

（2）血常规及骨髓特点。

（3）排除其他血液系统恶性疾病，如 PNH、白血病等（有时重度缺铁性贫血可呈再生障碍性贫血表现，主要表现为三系低，但骨髓无再生障碍性贫血特点）。

2. 鉴别诊断

（1）白细胞减少性白血病（低增生性急性白血病），血中见白血病细胞。

（2）PNH 综合征："三系减少"，但有溶血的临床实验室依据。

（3）脾功能亢进：慢性肝病、寄生虫疾病有时可表现为"三系"减少，经常有脾明显肿大。

【治疗】

1. 去除病因　目前较为困难，对大多数再生障碍性贫血而言，病因不明。

2. 纠正贫血　输出 RBC。通常使血红蛋白在 60 g/L 以上，有利于药物治疗及保护脏器功能。

3. 止血　输注血小板，促凝血药如酚磺乙胺等药物止血。

4. 临床感染　选用高效、广谱抗生素，条件允许进入"层流洁净病房"。

5. 针对性治疗

（1）免疫抑制治疗：首选 ATG/ALG 或 CSA，经费较昂贵，副作用较多，疗效尚不满意，其中 CSA（环孢素 A）较理想。

（2）促造血药物：首选雄激素，如司坦唑醇（康力龙）2 mg，3 次/天、丙酸睾酮 25～50 mg 肌内注射，1 次/天等。

（3）造血生长因子：粒-单系集落刺激因子（GM-CSF）或者粒系集落刺激因子。

6. 造血干细胞移植：对 40 岁以下，无感染及其他并发症、有合适供体的 SAA 患者。

## 六、思考题

1. 试述再生障碍性贫血的临床表现。
2. 再生障碍性贫血的血常规特点是什么？
3. 简述再生障碍性贫血的治疗方法。

（邢宏运　汪　枫）

# 第三节　溶血性贫血

## 一、实习地点：血液科病房、示教室

## 二、实习学时：3 学时

## 三、目的要求

1. 掌握溶血性贫血的临床特点及鉴别急慢性溶血的临床表现。
2. 熟悉溶血的实验室检查。
3. 了解溶血的发病机制。

## 四、实习重点

溶血及溶血性贫血的概念，溶血性贫血的鉴别诊断。

## 五、实习内容

【询问病史】
1. 起病的缓急，首先发病的年龄是否有诱因，如感染、药物（非甾体类消炎药）及可疑食物（蚕豆等）。
2. 有无全身中毒症状（畏寒、高热、腰痛及少尿）。
3. 有无家族史，部分溶血性贫血和遗传有关。
【体格检查】
1. 注意贫血的程度，有无黄疸、脾大等。
2. 注意有无特殊面容，如海洋性贫血面容，详细检查有无心脏异常及心力衰竭体征等。

【辅助检查】

1. 血常规　特别注意网织 RBC 计数，贫血多为小细胞、低色素贫血，慢性病程反复发作者可有缺铁的特点，WBC 及 PLT 基本正常。

2. 总胆红素增高，以间接胆红素为主。

3. 尿常规　尿胆原增高，尿胆红素为阴性；血管内溶血者尿隐血及含铁血黄素试验可呈阳性。

4. 血清结合珠蛋白降低。

5. 骨髓检查　增生活跃以上，粒红比例倒置，红细胞形态及比例基本正常。

6. 溶血的病因学实验

（1）RBC 脆性试验：遗传性球性 RBC 增多症等常明显增加。

（2）Hb 电泳及抗碱血红蛋白：海洋性溶血性贫血常有异常的 α 及 β 区带。

（3）高铁血红蛋白还原试验：G-6PD 明显异常。

（4）Ham's Test：PNH（阵发性睡眠性血红蛋白尿）为阳性，是血管内溶血的重要试验。

（5）异丙醇试验及热不稳定试验：常提示 RBC 膜结构或功能异常。

7. RBC 寿命标记　用同位素的方法直接检测 RBC 寿命。

【诊断与鉴别诊断】

1. 诊断

（1）溶血性贫血的诱因及家族史。

（2）临床表现。

（3）RBC 破坏增加的表现（黄疸、血红蛋白尿等）。

（4）临床体征及实验室检查（筛选试验及确诊试验）。

2. 鉴别诊断

（1）肝胆疾病、急性黄疸性肝炎、胆囊炎有时易误诊为本病，常有相关疾病的表现。

（2）其他溶血性疾病：如家族性非溶血性黄疸（Gibert 综合征）等。

【治疗】

1. 病因防治

（1）严格执行输血制度及指征：输全血有时可致溶血加重，常选用洗涤 RBC。

（2）避免使用致溶血的药物及接触可疑物品。

（3）加强遗传咨询及宣传工作。

2. 中止溶血

（1）糖皮质激素：急性常选用氢化可的松 400 mg 静脉注射，或甲泼尼龙 40～60 mg，贫血纠正后维持 1 个月，缓缓减量，稳定后选用口服泼尼松 30～60 mg，1 次/天治疗。

（2）免疫抑制药等：慢性溶血性贫血可选用 CSA、硫唑嘌呤等免疫抑制药，对免疫性溶血性贫血有效。

3. 对症治疗

（1）碱化尿液，防止肾衰竭、心力衰竭及休克发生。

（2）输血：最好使用洗涤 RBC。

4. 切脾术　遗传性溶血可实施手术切脾。

5. 骨髓移植　海洋性溶血性贫血行骨髓移植有较好的疗效。

## 六、复习思考题

1. 简述治疗溶血性贫血的注意点。

2. 简述溶血性贫血的鉴别诊断。

3. 溶血的试验室检查有哪些？

（李晓明　邢宏运）

# 第四节　急性白血病

## 一、实习地点：血液科病房、示教室

## 二、实习学时：3 学时

## 三、目的要求

1. 掌握急性白血病的临床表现及诊断依据。

2. 了解急性白血病的病因、发病机制及遗传学改变特点。

## 四、实习重点

急性白血病的临床表现。

## 五、实习内容

【询问病史】

1. 注意发病的情况，病程进展如何，尤其注意首发症状的特点及其衍变规律。急性白血病有时以上感样症状就诊，有时以牙龈出血为首发症状，询问时应仔细，以免误诊。

2. 注意询问有关急性白血病的浸润症状。

3. 有无理化因素及家族史。

【体格检查】

1. 注意贫血的程度、出血的性质及伴随症状的特点。

2. 仔细寻找有无感染灶，常为隐蔽部位，有时皮肤轻微外伤即可成为病灶，如肛周、膈下等。

3. 注意急性白血病的浸润特征（肝脾淋巴结肿大，皮肤软组织包块、结节等）。

4. 有无神经系统体征？部分患者可首先表现颅压增高等症状。

【辅助检查】

1. 血常规  多数表现为 WBC 异常增多，且能发现白血病细胞，Hb 及 PLT 多数降低，还应注意幼稚细胞和白血病细胞的区别，两者概念不同。

2. 骨髓及细胞化学检查  骨髓检查为诊断主要依据之一，组织化学检查可帮助急性白血病分型。

3. 免疫学检查  流式细胞术免疫分型。

4. 染色体检查和分子生物学检查  部分患者可发现有标志性染色体异常，如 M3 表现为 t(15;17)、PML-RAR 阳性等。

5. 血液生化改变  血清尿酸增高，血清 LDH 增高，出现 CNSL 时，要行脑脊液检查。

6. 其他检查  如 B 超、胸 CT 等。

【诊断与鉴别诊断】

1. 诊断

(1) 临床特征：包括进行性出血、贫血、发热及骨骼疼痛。

(2) 血常规特点。

(3) 骨髓、细胞化学。

(4) 外周血或骨髓细胞免疫分型。

(5) 染色体和分子生物学改变。

2. 鉴别诊断

(1) 再生障碍性贫血：临床表现有时可完全一致，但再生障碍性贫血不能发现白血病细胞。

(2) 粒细胞缺乏症及特发性血小板减少性紫癜。

(3) 传染性单核细胞增多症，可见变异淋巴细胞。

【治疗】

1. 对症、支持治疗

(1) 营养支持及抗感染治疗。

(2) 成分输血支持：输 RBC、PLT 等。

(3) 紧急处理高白细胞血症。

(4) 防治高尿酸血症。

2. 联合化疗  根据 FAB 分型的同选用 FAB 标准方案，规律性、周期化疗至患者获 CR，急性非淋巴细胞白血病首选“DA”方案，急性淋巴细胞白血病则首选 DVP 或“LDVP”方案。

3. 造血干细胞移植  异基因造血干细胞移植为首选，无条件者则维持治疗。

4. 中枢神经系统白血病防治。

5. 免疫调节治疗  包括干扰素、IL-2。

6. 中药治疗。

## 六、复习思考题

1. 急性白血病的临床表现及诊断标准有哪些？
2. 简述急性白血病的治疗原则。

（黄纯兰　邢宏运）

## 第五节　慢性粒细胞白血病

## 一、实习地点：血液科病房、示教室

## 二、实习学时：3 学时

## 三、目的要求

1. 掌握慢性粒细胞白血病的临床表现特点及口服化疗方案。
2. 熟悉慢性粒细胞白血病的衍变规律。
3. 了解慢性粒细胞白血病的治疗进展。

## 四、实习重点

慢性粒细胞白血病的临床表现。

## 五、实习方法

【询问病史】
1. 部分患者可无临床症状而体检时发现。
2. 起病隐匿，可以消化道症状、左上腹包块为首发症状。
3. 注意有无消耗性症状，如多汗、消瘦、低热等。
4. 询问有无浸润表现及高黏滞综合征表现，如不明原因突眼、脑神经损伤、不明原因的皮肤黏膜栓塞等。
【体格检查】
1. 查体有无贫血体征及消耗性体征。
2. 注意皮肤黏膜有无粒细胞肉芽肿。
3. 注意脾大的特点，常为巨脾，有时可出现栓塞症状。

【辅助检查】

1. 血常规　WBC 异常升高，常可达 $100 \times 10^9 /L$ 以上，以中晚期粒细胞为主，慢性期病例 Hb 多正常，PLT 常升高。

2. 骨髓检查　增生极度活跃或明显活跃，粒系明显增多（骨髓不能确诊慢性粒细胞白血病）。

3. NAP 计分　显著降低，NAP 为正常的白细胞中的功能酶，降低提示白细胞功能异常。

4. 染色体检查　95% 以上的患者可发现 Ph 染色体 t(9;22)(q34;p11) 形成 BCR-ABL 融合基因。

5. 其他检查　B 超、X 线等。

【诊断与鉴别诊断】

1. 诊断

（1）临床表现，常为巨脾。

（2）血常规 WBC 异常增多。

（3）骨髓特点。

（4）BCR-ABL 基因或 Ph 染色体为阳性。

2. 鉴别诊断

（1）肝硬化：常有肝病史，肝功能改变。

（2）类白血病反应：常为感染、严重创伤等引起，发热、WBC 增高，无明显脾大，AKP 明显增高，感染创伤控制后则 WBC 恢复正常。

【治疗】

1. 对症治疗

（1）控制高黏滞状态；防止及治疗脾梗死，可用丹参注射液、生理盐水血液稀释治疗。

（2）WBC 去除术治疗，能迅速使 WBC 下降，解决紧急状况。

2. 分子靶向治疗　酪氨酸激酶抑制药（甲磺酸伊马替尼）为首选，注意监测疗效和 IM 耐药检测。

3. 其他药物

（1）羟基脲，治疗量为 $3 \sim 6 \ g/d$，WBC 控制在 $20 \times 10^9 /L$ 以下即给予维持量 $0.5 \ g/d$ 维持。

（2）阿糖胞苷、高三尖酯碱、白消安等。

4. 干扰素　$\alpha\text{-INF}_1$ 为首选，可起到延缓急变的作用（部分病例 Ph 染色体阴转，从而临床治愈慢性粒细胞白血病）。

5. 慢性粒细胞白血病急变的则使用急性白血病的联合化疗方案进行治疗，但预后更差。

6. 异基因造血干细胞移植　是唯一可治愈 CML 的方法。

# 六、思考题

1. 慢性粒细胞白血病与类白血病反应如何鉴别？

2. 慢性粒细胞白血病的分子靶向治疗药物有哪些? 其作用机制是什么?

3. 如何处理 WBC 异常增高 ($>100\times10^9/L$) 的慢性粒细胞白血病患者?

（李晓明　邢宏运）

## 第六节　淋　巴　瘤

### 一、实习地点：血液科病房、示教室

### 二、实习学时：3 学时

### 三、目的要求

1. 掌握恶性淋巴瘤的临床表现及病理分型。
2. 熟悉恶性淋巴瘤的临床分型、分组及治疗方案。
3. 了解恶性淋巴瘤的发病机制及免疫分型。

### 四、实习重点

恶性淋巴瘤的临床表现及病理分型。

### 五、实习内容

【询问病史】

1. 注意有无全身症状（发热、盗汗及体重下降）。

2. 本病临床表现多样，尤应注意压迫症状，部分患者可表现在淋巴结以外的脏器发病，极易误诊，如肠道淋巴瘤、肺部恶性淋巴瘤、脑组织恶性淋巴瘤等。

3. 仔细询问淋巴结肿大的发生、衍变的增长速度以及毗邻关系。

【体格检查】

1. 注意有无血液系统体征，如贫血、出血及发热等。

2. 注意淋巴结的性质及毗邻的关系。

3. 有无腹部包块及脾大，脾大常为恶性淋巴瘤进展为Ⅲ期的标志。

【辅助检查】

1. 血常规　多无明显异常，如并发淋巴瘤白血病则可发现淋巴瘤白血病细胞及 Hb 下降、PLT 下降等。

2. 淋巴结活检　为确诊本病的实验室检查，并可对该病进行病理分型。

3. 骨髓　如发现淋巴瘤细胞则提示有骨髓浸润，临床分期则为Ⅳ期。

4. 其他检查

（1）免疫分型：目前免疫分型在诊断中非常重要，按表面标记抗原不同，可分为低度恶性、中度恶性及高度恶性淋巴瘤。

（2）X 线：可判断有无纵隔淋巴结受累等。

（3）B 超：可判定有无腹腔淋巴结受累等。

【诊断与鉴别诊断】

1. 诊断

（1）根据临床表现。

（2）淋巴结活检（目前不主张用穿刺涂片检查，因常破坏淋巴结构，故可信度不高）。

2. 鉴别诊断

（1）淋巴结结核：常为小儿，可找到病灶。

（2）淋巴结炎：常和外伤感染有关。

（3）毗邻器官肿瘤转移：如肺癌纵隔转移等。

（4）组织或器官原发淋巴瘤（结外淋巴瘤常于术后才能确诊）。

【治疗】

1. 对症治疗

（1）主要以缓解压迫症状为主，如上腔静脉综合征等，如紧急放疗等。

（2）缓解由于压迫而产生的疼痛，如根性神经痛，可使用强镇痛药。

2. 放疗

（1）适应证：HD 的第Ⅰ、Ⅱ期及ⅢA 期患者，NHL 病第Ⅰ、Ⅱ期。

（2）方法：纵隔以上采取"斗篷法放疗"。纵隔以下采取"倒 Y 字形放疗"。

（3）剂量：需要 3500～4000 Gy，3～4 周完成。

3. 联合化疗　适用于所有恶性淋巴瘤患者，HD 首选"ABVD"方案，NHL 首选"CHOP"方案，目前通常均选用"CHOP 方案"。

4. 生物治疗

（1）单克隆抗体：如 CD20 单克隆抗体等。

（2）干扰素：对蕈样肉芽肿等有部分缓解作用。

（3）抗幽门螺杆菌的药物：胃 MALT 淋巴瘤有效。

5. 造血干细胞移植　55 岁以下，重要脏器功能正常、缓解期短、难治易复发的侵袭性淋巴瘤等。

6. 手术治疗　合并脾功能亢进者并有脾切除指征者。


# 六、复习思考题

1. 如何确诊恶性淋巴瘤？

2. 恶性淋巴瘤的治疗原则是什么？

3. 如何对淋巴结肿大进行正确诊断？

（李晓明　邢宏运）

## 第七节　原发免疫性血小板减少症

## 一、实习地点：血液科病房、示教室

## 二、实习学时：3 学时

## 三、目的要求

1. 掌握原发免疫性血小板减少症的临床表现特点及激素使用原则。
2. 熟悉原发免疫性血小板减少症的临床分类。
3. 了解原发免疫性血小板减少症的发病机制。

## 四、实习重点

治疗特发性血小板减少性紫癜的原则。

## 五、实习方法

【询问病史】

1. 注意患者的一般状况，如性别、年龄等。

2. 询问有无诱发因素，如可疑药物（阿司匹林、抗生素及抗病毒药物等）、病毒上呼吸道感染等。

3. 注意出血的性质（皮肤黏膜出血？脏器有无出血？如为女性患者尤应注意月经情况）。

4. 发病时有无全身症状，过去史（有无肝炎、结核及其他慢性疾病及用药情况）。

【体格检查】

1. 注意皮肤黏膜出血的特点及分布，出血为淤点、淤斑或出血点，有无血肿等。

2. 收集有无内脏出血的体征，如有无血尿、黑便等。

3. 注意贫血及出血的比例，一般而言，每丧失 400 ml 左右血液，血红蛋白可下降 10 g/L。

4. 仔细检查有无肝脾大。

【辅助检查】

1. 血常规　血小板计数下降为主要特点（初诊者常需连续 3 次检查），一般无贫血，WBC 查体正常。

2. 毛细血管脆性试验阳性。

3. 凝血试验正常，患者除血小板质量或数量异常外，其他凝血因子均正常，故 PT、

APTT 等均正常。

4. 骨髓检查　巨核细胞成熟障碍为主要特点。急性特发型血小板减少性紫癜多出现幼稚巨核细胞，慢性特发型血小板减少性紫癜则颗粒型巨核细胞增加。

5. 抗血小板抗体阳性（PAIg＋）。

6. 血小板凝集功能降低。

【诊断与鉴别诊断】

1. 诊断

（1）临床表现（以出血倾向为主）。

（2）血小板计数下降为重要特点。

（3）排除继发性血小板减少的因素。

（4）骨髓检查巨核细胞成熟障碍，抗血小板抗体阳性。

（5）一般无脾大，激素治疗有效。

2. 鉴别诊断

（1）过敏性紫癜：表现为出血性丘疹，对称分布，常有瘙痒感。

（2）脾功能亢进：多有慢性肝病史，常有 RBC、WBC 降低。

（3）再障及其他致血小板减少性疾病。

【分型与分期】

1. 新诊断 ITP　＜3 个月。

2. 持续性 ITP　＞3～12 个月。

3. 慢性 ITP　＞12 个月。

4. 重型 ITP　PLT＜$10×10^9$/L，并伴发出血症状或常伴治疗中发生了新的出血症状。

5. 难治性 ITP　指满足以下所有条件的患者：进行诊断再评估仍确诊为 ITP；脾切除无效或术后复发。仍需要治疗以降低出血的危险。

【治疗】

1. 一般治疗

（1）血小板计数低于 $20×10^4$/L 应防止颅内出血：急诊输注血小板，静脉用激素。常用氢化可的松 200～400 mg/d×（3～5）d 或泼尼松 1 mg（kg·d）分次或顿服，血小板升至正常后逐渐减量。

（2）酌情使用止血药，但效果有限，如酚磺乙胺（止血敏）等。

（3）输注新鲜血小板。

（4）中药：促血小板生成，如血美胺、生血小板胶囊等。

2. 激素治疗

（1）激素为治疗特发性血小板减少性紫癜的首选药物。

（2）剂量：1～1.5 mg/kg。

（3）病情重应使用静脉制剂。

（4）血小板上升至正常后逐渐减量（10～15 mg/周）至维持量 10～15 $\mu$g/d，维持 3～6 个月。

3. 其他治疗方法

（1）血浆置换：可迅速去除 PAIg，急诊可使用，效果佳。

（2）脾切除术：和血浆置换机制大致相同，但损伤大，现不常用。

（3）PAIg 抗体封闭：大剂量丙种球蛋白 0.4 g/(kg·d) 静脉注射，3～5 d。

（4）免疫抑制剂，如 CD20 单抗、CSA、环磷酰胺等。

# 六、复习思考题

1．试述特发性血小板减少性紫癜的治疗原则。

2．特发性血小板减少性紫癜的诊断标准是什么？

3．激素治疗特发性血小板减少性紫癜的机制是什么？

（李晓明　邢宏运）

# 第六章　内分泌系统和营养代谢性疾病

## 第一节　糖　尿　病

**一、实习地点：内分泌科及示教室**

**二、实习学时：3 学时**

**三、实习目的**

   1. 掌握糖尿病的主要症状、并发症的表现。
   2. 掌握糖尿病的诊断标准和分型。
   3. 掌握饮食疗法、降糖药和胰岛素治疗的原理、适应证和使用方法。

**四、实习重点**

   1. 糖尿病的主要症状、并发症表现。
   2. 掌握糖尿病的诊断方法、诊断标准和分型。
   3. 降糖药和胰岛素治疗的原理、适应证和使用方法。

**五、实习内容**

【询问病史】
   1. 病前有无特殊诱因，如感染、发热、外伤、手术、妊娠、分娩、应用糖皮质激素等病史，有无家族史，父母兄弟及姊妹中有无同样患者，有无肥胖、高血压、冠心病史。
   2. 有无"三多一少"症状，如饮食量增加多少，每日饮水量、尿量有多少，最胖时体重有多少，体重是否减少，减少量是多少，有无疲乏无力症状。
   3. 注意并发症表现，如视力有无下降，牙齿有无脱落，血压是否升高，有无心悸、心前区不适、心绞痛，有无头晕、头痛等心血管病变表现，有无咳嗽、咯痰、咯血等呼吸道的症状，有无尿频、尿急、尿痛、水肿等尿路感染、肾病表现，有无皮肤感染、手脚麻木、感觉异常等症状，有无恶心、呕吐、神志不清、昏迷等酮症酸中毒的症状。

4. 诊断糖尿病时血糖及糖化血红蛋白的数值，病史长的患者应问问治疗经过，应用何种控制血糖的方案？监测血糖、血压的情况以及患者接受治疗后的感受，病情的发展变化情况。

【体格检查】

1. 营养发育情况如何，是否消瘦、营养不良、贫血、水肿，还是肥胖、超重。

2. 意识状态如何，呼吸是否深大，有无酮味。

3. 皮肤弹性如何，有无失水、水肿，有无皮肤感染，疖、痈、溃疡，足有无溃烂，胫前有无色素斑，牙齿有无脱落，牙龈有无溢脓，黏膜有无津液。

4. 视力如何，有无白内障、视网膜病变。

5. 双肺望、扪、叩、听有无异常发现。

6. 心界大小，心率及节律如何，有无心力衰竭表现，血压多少。

7. 腹部是否平坦，有无压痛、反跳痛，肝脾是否扪及，有无移动性浊音。

8. 双下肢足背动脉是否能扪及，双下肢是否水肿。

9. 神经系统检查　感觉、痛觉、腱反射有无异常。

【辅助检查】

1. 小便常规　尿糖，尿酮体，尿比重，尿蛋白定性、定量检查。

2. 血糖　空腹血糖正常值为 $3.8 \sim 6.1$ mmol/L，餐后 2 h 血糖 $<7.8$ mmol/L，患者是多少。

3. 口服葡萄糖耐量试验（OGTT）　抽血查空腹静脉血糖后口服 75 g 葡萄糖（加水300 ml），以后 0.5 h、1 h、2 h、3 h 分别查血糖共 5 次。正常人 0.5 h、1 h 最高，2 h $<7.8$ mmol/L，3 h 血糖应降到空腹水平。

4. 糖化血红蛋白（HbA1c）检查。

5. 其他检查　包括血常规、血脂、电解质、血酮体、血 pH、$CO_2$-CP、肝肾功能、尿微量白蛋白/肌酐、腹部 B 超、颈部血管彩超、踝肱指数、周围神经感觉阈值检测等有关糖尿病并发症的检查。

【诊断与鉴别诊断】

1. 诊断

（1）糖尿病标准（WHO 标准）：有糖尿病症状（"三多一少"）＋ 任何时候血糖 $\geqslant$ 11.1 mmol/L 或空腹血糖 $\geqslant 7.0$ mmol/L，或 2 h 血糖 $\geqslant 11.1$ mmol/L 可诊断为糖尿病。如症状不典型者，需另一天再次证实。

（2）糖耐量异常

① 空腹血糖受损（IFG）：空腹血糖 $6.1 \sim 6.9$ mmol/L，糖负荷后 2 h 血糖 $<7.8$ mmol/L。

② 糖耐量减低（IGT）：空腹血糖 $<7.0$ mmol/L，糖负荷后 2 h 血糖 $7.8 \sim 11.0$ mmol/L。

（3）正常血糖：空腹血糖 $<6.1$ mmol/L，糖负荷后 2 h 血糖 $<7.8$ mmol/L。

2. 鉴别诊断

（1）尿糖阳性需要与肾性糖尿、妊娠期糖尿、滋养性糖尿、应激性糖尿、非葡萄糖尿、乳糖尿鉴别。

（2）具有口渴、多尿等症状应与尿崩症鉴别，此病尿多，尿比重低，尿糖阴性，血糖正常。

（3）具有高血糖症应与继发性糖尿病，如胰腺炎、胰腺癌、库欣综合征、肢端肥大症等继发性糖尿病鉴别。

（4）糖尿病患者发生高渗性糖尿病昏迷、酮症酸中毒昏迷应与低血糖昏迷、肝性脑病、尿毒症等鉴别。

【治疗】

1. 糖尿病五大治疗方法 包括饮食、运动、药物、糖尿病教育和病情监测，强调长期、综合、个体化治疗。

2. 饮食治疗 掌握饮食治疗的原则、方法，并针对一个患者设计一种饮食方法。

原则：根据理想体重和劳动强度为患者确定适当的总热卡，结合我国的饮食习惯，使糖类占 60% 左右，蛋白质 12%～15%，脂肪 25%～30%。食物的种类在原则上与正常人膳食相同，应少食单糖、甜食及油腻食物，主食中可增加富含纤维素及维生素的粗粮，多食新鲜蔬菜。动、植物脂肪比例为 1/2 左右。

3. 口服降糖药

（1）磺脲类：适应于单纯饮食治疗效果不佳的 2 型糖尿病。常用药物有格列齐特、格列喹酮、格列吡嗪、格列苯脲。副作用主要为低血糖反应。

（2）格列奈类：非磺脲类促胰岛素分泌剂。具有吸收快、起效快和作用时间短的特点，主要用于控制餐后高血糖，也有一定降低空腹血糖的作用。餐前或进餐时服用。常用药物有瑞格列奈和那格列奈，主要不良反应为低血糖反应。

（3）双胍类：适用于肥胖的 2 型糖尿病。常用药物为二甲双胍。副作用有胃肠道反应；使用苯乙双胍（降糖灵）剂量较大的患者有可能引起乳酸性酸中毒，尤其是原有肝、肾功能障碍或合并有重症感染、缺氧等情况时更易出现。

（4）α-葡萄糖苷酶抑制药：适应于轻到中度的 2 型糖尿病，尤以餐后血糖升高而空腹血糖升高不显著的 2 型糖尿病为主。常用药物有阿卡波糖（拜糖平）和米格列醇。主要副作用为肠胀气、肛门排气增多、腹泻。

（5）噻唑烷二酮衍化物：为一种胰岛素增敏剂，明显降低血脂；轻度降血压；抗氧化；能有效减轻胰岛素抵抗；无低血糖反应。药物有吡格列酮和罗格列酮。

（6）DPP-Ⅳ抑制药：通过抑制 DPP-Ⅳ的活性而减少 GLP-1 的失活，提高内源性 GLP-1 的水平。可单独应用，也可与二甲双胍合用。常用药物有西格列汀、沙格列汀、利格列汀等。

4. 胰岛素治疗

（1）适应证：① 1 型糖尿病；② 2 型糖尿病患者经饮食、运动及口服降糖药治疗血糖不能满意控制者；③ 糖尿病伴急性并发症、合并症者；④ 2 型糖尿病合并有心、脑、眼、肾、神经等并发症和消耗性疾病者；⑤ 手术、妊娠和分娩；⑥ 妊娠期糖尿病和某些特殊类型糖尿病。

（2）根据作用时间及特点分类：短效胰岛素、中效胰岛素、长效胰岛素以及预混胰岛素；胰岛素类似物分为：速效、长效和预混胰岛素类似物。

（3）剂量的估测与调整：遵循小剂量开始、个体化的原则。

（4）胰岛素的反应：有低血糖反应、过敏反应等。

5. GLP-1 受体激动药　需要皮下注射，适用于肥胖、胰岛素抵抗明显的 2 型糖尿病患者。有胰腺炎病史患者禁用，不用于 1 型糖尿病和酮症酸中毒治疗。药物有利拉鲁肽和艾塞那肽，常见不良反应为胃肠道反应。

6. 糖尿病大血管并发症的处理　包括血糖控制、降压治疗、调脂、用阿司匹林等。

7. 微血管并发症的处理　早期严格控制血糖及血压、血脂等。

## 六、复习思考题

1. 结合问诊的糖尿病患者提出糖尿病及其并发症的诊断，并说出依据。

2. 为某糖尿病患者制订适合的血糖控制方案。

（钟海花　徐　勇）

## 第二节　水和电解质平衡失调

## 一、实习地点：内分泌科病房或示教室

## 二、实习学时：3 学时

## 三、实习目的

1. 掌握常见的水电解质失衡的临床表现、诊断及治疗原则。

2. 了解少见的水电解质失衡的诊断及治疗。

## 四、实习重点

1. 水、钠代谢失常的病因、临床表现、实验室检查和治疗。

2. 低钾与高钾血症的病因、临床表现、实验室检查和治疗。

## 五、实习内容

【询问病史】

1. 在询问原发病的同时应注意询问患者自起病以来的饮食情况、饮水情况、是否口渴、

尿量多少。

2. 注意询问患者的排便情况，有无腹泻及呕吐，出汗及发热情况。

3. 有无胃肠减压、引流、造瘘、肠梗阻等伴发疾病。

4. 有无大面积烧伤、剥脱性皮炎等渗出性皮肤病。

5. 有无胸腔、腹腔炎性渗出液的引流，如反复大量地放胸腔积液、腹水。

6. 有无反复大量应用噻嗪类、呋塞米等排钠性利尿药及胰岛素、皮质激素、去氧皮质酮、甘草类等药物。

7. 是否合并了肾上腺皮质功能减退症、库欣综合征、原发性醛固酮增多症、恶性肿瘤、肝硬化晚期、甲状腺功能亢进、慢性肾功能不全等疾病。

8. 是否输注大量库存血，摄入含钾较多的食物及药物；是否合并了重度溶血性贫血、大面积烧伤、创伤，肿瘤接受大剂量化疗，血液透析，横纹肌溶解症等。

【体格检查】

1. 注意检查患者的体温、脉搏、呼吸、血压等生命体征。

2. 检查患者皮肤的弹性、湿润度，呼吸的频度、深度，精神状态、尿量改变等。

3. 检查患者的口腔黏膜，神经反射，心脏、肺部及腹部体征。

【辅助检查】

1. 高渗性失水时可出现尿比重增高、血红蛋白升高、平均血细胞比容升高、血钠升高（$>145\ mmol/L$）和血浆渗透压升高（$>310\ mmol/L$）。严重者可出现代谢性酸中毒、氮质血症。

2. 等渗性失水时血钠、血渗透压正常，尿量少，尿钠少或正常。

3. 低渗性失水时血钠降低（$<130\ mmol/L$），血浆渗透压降低（$<280\ mmol/L$），晚期尿量少，尿比重低，尿钠少。血细胞比容增高，红细胞、血红蛋白增高，血尿素氮增高。

4. 水中毒时血浆渗透压、血钠降低，血浆蛋白、血红蛋白、红细胞、血细胞比容、平均血红蛋白浓度降低，平均红细胞体积增大。

5. 低钠血症时血清钠浓度降低 $<135\ mmol/L$，高钠血症时血清钠浓度增高 $>145\ mmol/L$。

6. 低钾血症时血清钾浓度减低 $<3.5\ mmol/L$，心电图示 T 波宽而低，Q-T 间期延长，出现 U 波和各种心律失常。高钾血症时血清钾浓度增高 $>5.5\ mmol/L$，心电图示高尖 T 波，PR 间期延长，P 波消失，QRS 波增宽，ST 段和 U 波融合和各种心律失常。

【诊断】

根据患者的原发病、诱因、合并症、临床表现、体格检查、实验室检查结果等可做出诊断。

【治疗】

在治疗过程中严密监测，详细记录出入量，列出平衡表，量出为入。定期检查患者的内环境情况，作为诊断、判断疗效、观察病情演变的基础指标。要掌握和监视心、肺、肾、循环功能变化。

1. 对于失水患者，应积极治疗原发病，严密观察每日出入量及监测电解质等指标的变化和脱水体征的改变。依据失水的类型、程度、机体情况，决定补液量、种类、途径和速度。

2. 对于水过多或水中毒患者首先应积极治疗原发病，控制水摄入及不适当的补液。轻症限制进水量，严格记录 24 h 出入水量，以供水少于尿量为目标，或适当加用利尿药。急重症水过多和水中毒，以保护心、脑功能为目标，以脱水和（或）纠正低渗为目的。

3. 缺钠性低钠血症和稀释性低钠血症的治疗与低渗性失水、水过多和水中毒相同。转移性低钠血症治疗上以去除原发病和纠正低钾为主。

4. 浓缩性高钠血症的治疗与高渗性失水相同。潴钠性高钠血症的治疗，除了控制钠摄入外，也可采取 5％葡萄糖溶液稀释疗法或鼓励多饮水，但必须同时使用排钠型利尿药，且需要严密监护患者的心肺功能，防止输水过多过快，以免导致肺水肿。

5. 低钾血症的患者应积极治疗原发病，给予富含钾的食物，预防钾缺乏，同时及时补钾。口服补钾最安全，静脉使用的有氯化钾、谷氨酸钾、门冬氨酸钾等，静脉补钾应注意补钾浓度不能太大、速度不能太快，不能静脉推注、补钾量不能太多。

6. 对于高钾血症的患者应早期识别，积极治疗原发病，控制钾的摄入。可予以 10％葡萄糖酸钙，5％碳酸氢钠、25％～50％葡萄糖和胰岛素、高渗盐水等药物来降低血钾，保护心脏；同时可予以利尿药、阳离子交换树脂及透析疗法等促进钾离子的排出。

## 六、复习思考题

1. 简述高渗性失水和低渗性失水的鉴别诊断和治疗原则。
2. 治疗低钾血症时静脉补钾的浓度与速度以及相关注意事项是什么？
3. 试述高钾血症的治疗原则及处理方法。

（白　雪）

## 第三节　痛　风

## 一、实习地点：内科内分泌组病房及示教室

## 二、实习学时：3 学时

## 三、实习目的

掌握痛风的主要临床表现、实验检查及诊断、治疗方法。

## 四、实习重点

痛风的主要临床表现及治疗方法。

## 五、实习内容

【询问病史】

1. 患者的年龄、性别、家族史。有无酗酒、过饱、进食高嘌呤饮食、疲劳、走路过多、寒冷、感染或手术史。

2. 有无关节疼痛、关节疼痛起病缓急、起病时间、受累关节、疼痛的性质、加重或缓解因素，关节疼痛发作次数及发作趋势，关节疼痛间歇期情况、时间长短。

3. 有无合并头痛、发热。

4. 有无肾绞痛、血尿、少尿、无尿、水肿。

5. 有无关节畸形，痛风石形成。

6. 经过哪些治疗，疗效如何。

【体格检查】

1. 检查关节有无红肿热痛及功能障碍，尤其是踇趾第一跖趾关节。

2. 检查有无水肿、苍白及肾区叩痛。

3. 常规检查头颅五官、颈部、胸部、心肺、腹部，注意耳郭有无痛风石。

【辅助检查】

1. 血尿酸升高　男性患者和经绝期后的妇女血尿酸水平 $\geqslant 417~\mu mol/L$，经绝期前的妇女血尿酸 $\geqslant 357~\mu mol/L$。血尿酸应反复监测。

2. 尿酸测定　限制嘌呤饮食 5 d 后，24 h 尿酸排出量超过 600 mg，尿酸生成增多。

3. 关节囊液检查可见针形尿酸盐结晶及白细胞。

4. X 线检查　周围软组织肿胀，邻近软骨骨质"凿孔"样缺损。

5. 痛风石活检及紫尿酸氮化学鉴定。

6. 白细胞、血沉可增高，B 超等可发现肾改变及尿路结石。

【诊断与鉴别诊断】

1. 诊断

(1) 如仅有血尿酸持续升高而无临床症状，可诊断为高尿酸血症。

(2) 当中年以上，特别是男性，突然出现第一跖趾关节、踝关节等单个关节剧烈红、肿、痛、热等急性关节炎的表现，结合血尿酸水平升高，秋水仙碱治疗能迅速缓解症状者，应考虑痛风。关节囊液检查发现尿酸盐结晶，则为痛风诊断的有利证据。对反复发作致慢性关节炎的患者，受累关节的 X 线检查有助于诊断。

2. 鉴别诊断

(1) 类风湿关节炎：可有晨僵，类风湿因子可阳性；无血尿酸各项升高。

(2) 类固醇结晶性关节炎：常见于女性，受累关节为类固醇封闭注射的关节。血尿酸水平正常，秋水仙碱治疗无效。

（3）银屑病关节炎：X 线示关节间隙增宽，末节指、趾呈笔帽状。

（4）继发性高尿酸血症：应详细询问病史以排除各种药物导致的血尿酸增高。

【治疗】

1. 低嘌呤、低蛋白、低脂肪、低盐、多饮水、不饮酒（尤其是啤酒）。

2. 急性关节炎期

（1）秋水仙碱：首剂 0.5～1.0 mg，口服，以后每小时 0.5 mg 直至症状缓解，或出现胃肠道反应不能耐受时，最大剂量 6～8 mg/d。肾功能不全患者禁用。

（2）非甾体类抗炎药：吲哚美辛（消炎痛），开始剂量为 25～50 mg，每日 2～3 次，直至症状完全缓解。服药时，加用胃黏膜保护药。禁止同时服用两种或多种非甾体抗炎药。

（3）糖皮质激素：上述药物无效或不能使用时，考虑使用糖皮质激素或 ACTH 短程治疗。泼尼松 0.5～1 mg（kg·d），3～7 d 后迅速减量，疗程不超过 2 周。

3. 痛风间歇期治疗

（1）排尿酸药物：苯溴马隆，每日剂量 25～50 mg，一次口服。

（2）抑制尿酸生成药物：别嘌醇，一般用量 100 mg，每日 1～3 次。

4. 慢性痛风性关节炎治疗　除以上药物治疗外可行物理治疗或手术治疗。

5. 高尿酸血症治疗。

## 六、复习思考题

1. 如何鉴别痛风性关节炎和其他关节炎？

2. 如何预防和治疗高尿酸血症？

（钟海花　徐　勇）

## 第四节　甲状腺功能亢进症

## 一、实习地点：内分泌科病房

## 二、实习学时：3 学时

## 三、实习目的

1. 掌握甲状腺功能亢进症（甲亢）的主要临床表现。

2. 熟悉甲状腺功能亢进症的主要诊断方法，各种实验室检查的正常值、临床意义、影响因素。

3. 掌握甲状腺功能亢进症三大治疗方法的适应证、禁忌证、优缺点，特别是内科治疗方法及注意事项。

## 四、实习重点

1. 甲状腺功能亢进症的主要临床表现。

2. 甲状腺功能亢进症三大治疗方法的适应证、禁忌证、优缺点，特别是内科治疗的方法、不良反应及注意事项。

## 五、实习方法

【询问病史】

1. 诱因　病前有无精神创伤史，生活是否紧张、环境有无变化、能否适应。

2. 临床症状

（1）性情：病后有无性情改变，如易激动、急躁、精神过敏、神经过敏、失眠、思想不集中、记忆下降、忧郁、多虑、躁狂等神经精神症状。

（2）消化系统：食量增加还是减少。有无腹泻、便秘、易饥等消化系统症状。

（3）基础代谢：有无怕热、喜冷、多汗、消瘦等基础代谢增高的表现。

（4）心血管系统：有无心悸、夜间阵发性呼吸困难、下肢水肿等心血管系统症状。

（5）性腺：月经量是多是少，时间长短如何，有无停经，有无流产、早产。

（6）肌肉系统：有无乏力，周期性瘫痪与甲状腺功能亢进症性肌病。

（7）颈部：有无颈部增大，颈部有无疼痛、触痛、压迫感。

（8）眼部：有无眼球突出，有无眼胀、眼痛、流泪、怕光、头痛，异物感、复视、斜视。

3. 曾诊断该病患者　就诊情况如何，用过什么药物，时间、剂量、效果如何，是否用过含碘的中西药。

【体格检查】

1. 注意患者有无激动、兴奋、多言、多动，反应是敏捷还是迟钝。

2. 注意双手有无细震颤，手是否有多汗、潮湿，胫骨前有无黏液性水肿。

3. 眼球是否突出（眼球突度、眼球活动度），有无眼睑裂增宽（Dalrymple's sign），双眼聚合力差（Mobius's sign），眼球向下看时有无眼睑挛缩不能跟随眼球下落（VonGraefe's sign），有无眼向上看时不能皱额（Joffroy's sign），上眼睑有无水肿（Basedow's sign），闭眼时上睑有无震颤（Rosenbach's sign），有无少瞬眼（Stellwag's sign），眼结膜有无充血水肿，角膜有无溃疡，视力有无减退，GO临床活动度评分如何。

4. 甲状腺有无长大，是否对称，有无结节，质地如何，有无压痛、有无震颤和血管杂音，甲状腺增大为几度。

甲状腺分度：

（1）0度：看不到，扪不到。

（2）Ⅰ度：看不到，扪得到。

（3）Ⅱ度：看得见，扪得到，不超过胸锁乳突肌后缘。

（4）Ⅲ度：超过胸锁乳突肌后缘。

5. 心脏有无增大，第一心音强度如何，有无杂音，心率快慢如何，节律整齐否，有无心力衰竭表现，脉压大小如何，有无周围血管征。

6. 胫前有无黏液水肿。

【辅助检查】

甲状腺功能的检查

1. 促甲状腺激素（TSH）　是反映甲状腺功能最敏感的指标、第一线指标，使诊断亚临床甲状腺功能亢进症成为可能，取代$^{131}$I摄取率与TRH兴奋试验。

2. 血清$FT_3$、$FT_4$测定　$FT_3$、$FT_4$不受血甲状腺激素结合球蛋白的影响，直接反映甲状腺的功能状态，是临床诊断甲状腺功能亢进症的主要指标。

3. 甲状腺刺激性抗体（TSAb）测定　该指标有早期诊断的意义，是诊断GD的重要指标之一；对判断病情活动、是否复发也有价值；还可作为停药的重要指标。

4. TSH受体抗体（TRAb）测定　鉴别甲状腺功能亢进症病因、诊断GD的重要指标

5. 甲状腺吸碘率　诊断符合率可达90%，可用于鉴别不同病因的甲状腺功能亢进症，但不能反映病情的严重程度，且受多种食物和含碘药物的影响，也受多种疾病的影响。已被TSH测定技术取代。

6. 血清$TT_3$、$TT_4$测定　血清中的$TT_3$、$TT_4$与蛋白结合的量达99.5%以上，甲状腺激素结合球蛋白的量及结合力的变化会影响$TT_3$、$TT_4$。

【诊断和鉴别诊断】

1. 诊断　多数典型者可根据症状和体征做出初步诊断，不典型者要做实验室检查。

2. 鉴别诊断

（1）甲状腺肿大病因鉴别：单纯性甲状腺肿有地方性和散发性两种，甲状腺肿大而无甲状腺功能亢进症症状，吸碘率高，但可被$T_3$抑制试验所抑制。血清$T_3$、$T_4$正常或$T_3$偏高，TSH正常或偏高，TRH兴奋试验呈正常反应。亚急性甲状腺炎：甲状腺可肿大，但多有病毒感染诱因，可疼痛，吸碘率低。桥本甲状腺炎：质地较硬，表面不光滑，TGAb、TPoAb增高。

（2）症状相同鉴别：出现出汗、怕热、心悸、失眠等，可与神经官能症鉴别，但甲状腺功能检查正常；以消瘦、低热为主要表现者应与结核、恶性肿瘤鉴别；以腹泻为主要表现者应与慢性结肠炎鉴别；以心律失常为主要表现者应与冠心病、风湿性心脏病鉴别；以突眼为主要表现者应与眶内肿瘤鉴别。

【治疗】

1. 一般治疗　多休息，予高营养食物、B族维生素。

2. 药物治疗

（1）适应证：轻、中度病情，甲状腺轻、中度大者；妊娠期甲状腺功能亢进症；年迈体弱或合并严重的心、肝、肾等疾病不宜手术者；术前准备；术后复发；作为放射性碘治疗的辅助治疗。

（2）药物种类

① 抗甲状腺功能亢进症药物：丙硫氧嘧啶（PTU）；甲巯咪唑（他巴唑，MMI）。

剂量与疗程：可分为控制症状、减量及维持三阶段，需 1.5～2 年以上。开始 PTU 300～400 mg/d，或 MMI 30～40 mg/d，分 2～3 次口服，每 4 周复查甲功，至症状缓解，$T_3$、$T_4$ 恢复正常时可减量，每 2～4 周减 PTU50～100 mg/d，MMI 5～10 mg/d，减至维持量 MMI 5～10 mg/d。PTU50 mg，每日 3 次。不主张伍用左甲状腺素。

缺点：易出现粒细胞减少、皮疹、中毒性肝病、血管炎。有 40%～50% 可治愈，50%～60% 可复发。

② β受体阻滞药（普萘洛尔）的应用：阻断甲状腺激素心脏兴奋，阻断 $T_4$ 向 $T_3$ 转化。

3. 放射性[131]碘治疗

（1）适应证：甲状腺Ⅱ度以上，药物过敏，疗效不佳，或停药后复发者；术后复发者；合并心、肝、肾等疾病不宜手术者；甲状腺功能亢进症由自主性高功能甲状腺腺瘤或结节所致者。甲状腺功能亢进症伴白细胞减少，全血减少。

（2）禁忌证：妊娠及哺乳期的甲状腺功能亢进症患者。

缺点：易发生甲状腺功能减退症、放射性甲状腺炎、诱发甲状腺功能亢进症危象、加重活动性 GO。

4. 手术治疗

（1）适应证：中度或重度甲状腺功能亢进症长期服药无效，不能坚持服药以及停药复发；甲状腺巨大、有压迫症状者；胸骨后甲状腺肿伴甲状腺功能亢进症者；细针穿刺怀疑恶变；药物无效或过敏中期妊娠患者（妊娠 4～6 个月）。

（2）并发症：创口出血；伤口感染；甲状腺功能亢进症危象；喉上及喉返神经损伤；暂时性或永久性甲状旁腺功能减退；术后甲状腺功能减退症；术后甲状腺功能亢进症复发；突眼可能恶化。

# 六、复习思考题

1. 甲状腺功能亢进症的临床表现、诊断要点有哪些？
2. 如何根据患者的实际情况选择适合的治疗手段？

（徐 玲 徐 勇）

## 第五节　甲状腺功能减退症

## 一、实习地点：内分泌科病房

## 二、实习学时：3学时，前1学时采集病史及查体，后2学时示教及讨论

## 三、实习目的

1. 掌握甲状腺功能减退症的主要病因、原发性甲状腺功能减退症和继发性甲状腺功能减退症的区别。
2. 掌握甲状腺功能减退症的临床表现和治疗方法。
3. 了解甲状腺功能减退症的病理生理、实验室和影像学检查。

## 四、实习重点

1. 甲状腺功能减退症的临床表现。
2. 原发性甲状腺功能减退症和继发性甲状腺功能减退症的区别。
3. 甲状腺功能减退症的基本治疗方法。

## 五、实习内容

【询问病史】

1. 颈部是否有包块，是否做过甲状腺手术或有无放射、药物治疗史。
2. 有无畏寒、乏力、少汗、懒言、少动。有无记忆力减退，反应迟钝。
3. 有无体重增加，面部及四肢水肿，有无皮肤逐渐变干、粗，毛发脱落。
4. 有无食欲缺乏、腹胀、便秘，有无心累、气短、发音低沉。
5. 有无四肢、肩背肌肉及关节疼痛。
6. 女性有无月经紊乱，男性有无阳萎、性欲减退等。
7. 生长及居住地区有无甲状腺肿流行。家族有无类似疾病患者。

【体格检查】

1. 注意患者有无表情淡漠、反应迟钝、动作缓慢，有无皮肤干燥，脱屑、毛发干、稀、缺乏光泽，面部是否呈姜黄色，水肿但压之无凹陷，是否鼻宽、舌大、唇厚、语言不清。
2. 甲状腺多数扪不到，少数可肿大明显，质硬。
3. 是否脉搏缓慢、血压偏低、心界扩大、心音低钝。
4. 是否腹胀，移动性浊音是否阳性，四肢是否出现非凹陷性水肿。

【辅助检查】

1. 血红蛋白偏低，血糖偏低，血清胆固醇、低密度脂蛋白可增高。

2. 甲状腺摄碘率降低。

3. 血清 $TT_4$ 和（或）$FT_4$ 降低，早于 $TT_3$ 和（或）$FT_3$，TSH 升高提示原发性甲状腺功能减退症，TSH 降低提示下丘脑-垂体甲状腺功能减退症，但继发性甲状腺功能减退症 TSH 可能正常或轻度升高。

4. TRH 兴奋实验　基础 TSH 水平低而 TRH 刺激后，血清 TSH 无反应者，提示垂体性甲状腺功能减退症；延迟升高者为下丘脑性甲状腺功能减退症。

5. 甲状腺过氧化物酶抗体（TPOAb）、甲状腺球蛋白抗体（TgAb）明显增高者，多属自身免疫性甲状腺疾病所致的原发性甲状腺功能减退症。

6. 胸部 X 线片　注意心脏大小、外形，有无心包积液或胸腔积液。

7. 心电图　为窦性心动过缓、低电压、T 波低平或倒置。

8. B 超　有无胸腔、心包、腹腔积液。

【诊断与鉴别诊断】

1. 诊断

（1）定性：根据患者典型的临床表现及甲状腺功能的检查可做出诊断。

（2）定位：根据 TSH 水平可基本分辨原发和继发。原发：TSH 升高，当 $FT_4$ 低于正常时，TSH 大多高于 10 mIU/L。继发：TSH 降低。但 TSH 正常或轻度升高，应疑似中枢性甲状腺功能减退症，需要结合病史查体综合分析。

（3）病因诊断：根据甲状腺手术情况，有无放射、药物治疗史，TPOAb、TgAb 等指标判断。

2. 鉴别诊断

（1）呆小病应与其他原因引起的侏儒症和发育不良鉴别。

（2）黏液性水肿常需要与贫血、肾病综合征、肾炎、特发性水肿及垂体前叶功能减退鉴别。

（3）伴蝶鞍增大、高泌乳血症的甲状腺功能减退症，应排除垂体肿瘤。

（4）有甲状腺肿大的患者应与不伴有甲状腺功能减退症的单纯性甲状腺肿、慢性甲状腺炎鉴别。

（5）确诊甲状腺功能减退症时还应排除非甲状腺疾病导致的甲状腺功能异常，即低 $T_3$ 和（或）低 $T_4$ 综合征。

【治疗】

1. 治疗原则　多数甲状腺功能减退症需要终身替代治疗，选用甲状腺激素的开始用量和最适维持量应遵循个体化原则。

2. 治疗目标　原发性甲状腺功能减退症 TSH 目标值：成人：$0.4\sim4.0$ mU/L，老年：$4\sim6$ mU/L。继发性甲状腺功能减退症：血清 $TT_4$、$FT_4$ 达到正常范围。

3. 常用制剂与剂量

（1）左甲状腺素（L-T4）：起始量 $25\sim50$ $\mu g/d$，每次可增 $25$ $\mu g$，维持量 $100\sim150$ $\mu g/d$。

（2）干甲状腺片：起始量 $10\sim20$ mg/d，每周增加 $10\sim20$ mg，维持量 $60\sim180$ mg/d。

4. 治疗中的注意事项　治疗必须从小剂量开始，缓慢增加剂量。治疗过程中，应密切观察用药反应，如有头痛、心慌、怕热等反应可酌情减量。

5. 对症治疗　可补充铁剂、维生素、叶酸等以纠正贫血；胃酸缺乏者可给予稀盐酸合剂；合并心脏增大、心包积液、心力衰竭者待替代疗法奏效后可明显好转；慎用麻醉镇静药，以免诱发昏迷。

## 六、复习思考题

1. 应怎样鉴别原发性和继发性甲状腺功能减退症？
2. 简述甲状腺功能减退症的临床表现、诊断及如何对甲状腺功能减退症患者进行替代治疗。

（李　佳　徐　勇）

## 第六节　腺垂体功能减退症

## 一、实习地点：内分泌科病房和示教室

## 二、实习学时：1～2 学时

## 三、实习目的

掌握腺垂体功能减退症的主要病因、临床表现、实验检查及治疗方法。

## 四、实习重点

1. 腺垂体功能减退症的临床表现。
2. 引起腺垂体功能减退症的主要病因。
3. 替代疗法及如何抢救垂体危象。

## 五、实习内容

【询问病史】
1. 病前有无分娩史或分娩后大出血史，有无垂体手术、创伤、放射性损伤病史，有无颅内感染或炎症病史，有无颅内肿瘤或转移瘤病史。
2. 有无性欲减退、月经稀少或闭经、阴（腋）毛脱落、生殖器及乳房萎缩，产后少乳

或无乳。

3. 有无怕冷、少汗、水肿、便秘、毛发脱落、反应迟钝、表情淡漠甚至昏迷。

4. 有无食欲减退，体重下降，极度乏力，血压下降，甚至恶心、呕吐、高热、休克等。

5. 有无视野缺损、失明、头痛、呕吐。

【体格检查】

1. 检查阴（腋）毛、外生殖器、乳房、毛发。

2. 有无水肿、苍白，有无腱反射迟钝，精神及意识状态。

3. 有无皮肤色素浅淡、脉搏细弱、低血压。

4. 有无视野缺损、视神经萎缩、视神经盘水肿。

【辅助检查】

1. 促性腺激素（LH、FSH）、促甲状腺激素（TSH）、促肾上腺皮质激素（ACTH）、泌乳素（PRL）、生长激素（GH）血浆水平低于正常。

2. 血性激素（睾酮、雌二醇）、甲状腺素（$T_3$、$T_4$）及反 $T_3$（$rT_3$）、皮质醇水平降低，尿游离皮质醇、17-羟类固醇降低。

3. 下丘脑释放激素兴奋试验　无反应。

4. 血糖、血钠、红细胞及血红蛋白水平降低。

5. X 线、CT、MRI 检查　可能发现病变特点。

【诊断与鉴别诊断】

1. 诊断

（1）定性：据患者典型的靶腺功能减退的临床表现及靶腺激素检查可做出诊断。

（2）定位：根据垂体激素水平的升高或降低帮助定位。激素改变不典型者可做动态试验，如 ACTH 兴奋试验、TRH 兴奋试验等。

（3）病因诊断：根据病史中有产后大出血的病史，或有垂体手术、放疗的病史，或头颅 MRI 发现占位等可帮助诊断。

2. 鉴别诊断

（1）周围靶腺疾病：如原发性甲状腺功能减退、原发性肾上腺皮质功能减退，尤其是多发性靶腺功能减退。

（2）神经性厌食：其 $T_3$、$T_4$ 水平可能降低，但 $rT_3$ 水平升高，血尿皮质醇水平升高。

（3）慢性消耗性疾病：如恶性肿瘤、结核、淡漠型甲状腺功能亢进症等。

（4）垂体危象应与感染性休克、甲状腺功能亢进危象、原发性甲状腺功能减退危象鉴别。

【治疗】

重点是激素替代治疗的顺序，先用糖皮质激素，再用甲状腺激素，否则易诱发肾上腺危象。

1. 肾上腺皮质激素替代治疗　可用氢化可的松 30 mg/d，可的松 37.5 mg/d，泼尼松 5～7.5 mg/d，上午 8 时服用 2/3，下午 2 时左右服用 1/3。病情好转后酌情减量，以最小量维持。

2. 甲状腺激素替代治疗　可用左甲状腺素（L-$T_4$）50 μg/d 开始，逐渐加（1～2 周）至 100～200 μg/d（维持剂量），或干甲状腺片 20 mg/d 开始，逐渐加量至 60～180 mg/d 维持。目标是使 $FT_4$ 或 $TT_4$ 达到正常水平。

3. 性激素替代治疗　人工月经周期：用己烯雌酚或炔雌醇或结合雌激素及甲地孕酮或

黄体酮；月经恢复性欲差者可加用小剂量男性激素。男性者可用庚酸睾酮或甲基睾酮或丙酸睾酮等替代治疗。

## 六、复习思考题

在临床上如何诊断和治疗腺垂体功能减退症？

（李　佳　徐　勇）

## 第七节　库欣综合征

## 一、实习地点：内分泌科病房

## 二、实习学时：3 学时

## 三、实习目的

1. 掌握库欣综合征的主要临床表现。
2. 熟悉库欣综合征的主要诊断方法、各种实验室检查的正常值、临床意义、影响因素。
3. 熟悉库欣综合征不同病因的治疗方法。

## 四、实习重点

库欣综合征的主要临床表现、治疗方法和鉴别诊断。

## 五、实习内容

【询问病史】
1. 临床有无服糖皮质激素史，如果有，剂量多大？疗程多久？
2. 有无肥胖，体态有无变化。
3. 病后有无精神、情绪变化及高血压的症状，如情绪不稳定、烦躁、失眠多梦、头晕头痛、性格有无改变，抑郁、少言等。
4. 有无性功能障碍，如女性月经减少，不规则或停经，男性性欲减退，阳萎等。
5. 面色是否红润，皮肤有无色素改变？分布和形态如何？
6. 毛发有无异常，女性有无小胡须？
7. 病程久者有无心累、气短、腰背痛、身体变矮、驼背。

【体格检查】

1. 注意患者有无向心性肥胖，满月脸、水牛背、多质血症、痤疮。

2. 皮肤是否菲薄，下腹部、臀部、大腿内外侧、腘窝、上胸近腋窝部、女性乳房下部或外上部等处能否见皮肤紫纹，是否粗大而呈棱形，是否对称分布。

3. 是否头发稀疏，发际低下眉浓，阴毛、腋毛、汗毛粗长，女性阴毛呈男性分布，阴蒂肥大。

4. 有无高血压、心脏扩大、双下肢水肿。

5. 有无体癣或甲癣、皮肤疖肿。

6. 有无脊柱弯曲、椎体压痛或病理性骨折。

【辅助检查】

1. 一般实验室检查

（1）血红细胞趋于增多，血红蛋白增高，白细胞正常或稍高。

（2）空腹血糖正常或偏高，糖耐量正常或降低。血钠正常或稍高，1/3 左右的病例血钾、血氯偏低，呈低钾低氯性碱中毒。

（3）X 线摄片或骨密度提示骨质疏松，重者可有病理性骨折。

2. 肾上腺皮质功能测定

（1）尿游离皮质醇升高，多大于 304 nmol/24 h。

（2）24 h 尿 17-OH 升高。

（3）血浆皮质醇水平升高，昼夜节律消失。午夜血皮质醇水平升高意义较大。

（4）地塞米松抑制试验：患者血、尿皮质醇水平不被小剂量地塞米松所抑制，大剂量抑制试验因病因不同，血、尿皮质醇水平可被抑制或不被抑制（库欣病多能抑制，肾上腺皮质腺瘤、肾上腺皮质癌、异位 ACTH 不能抑制）。

3. 定位检查　包括垂体 MRI 检查、肾上腺 CT 或同位素扫描检查。

【诊断与鉴别诊断】

1. 诊断　少数典型者可根据症状和体征做出初步诊断，诊断明确后分为依赖 ACTH 与不依赖 ACTH。

依赖 ACTH（ACTH 高）：库欣病（垂体 MRI 微腺瘤）、异位 ACTH 综合征（其他部位病变，以肺部多见）。

不依赖 ACTH（ACTH 低，垂体无瘤改变，主要在肾上腺）：肾上腺皮质腺瘤，肾上腺皮质腺癌，不依赖 ACTH 肾上腺小结节、大结节增生。

2. 鉴别诊断　不典型者要做实验室检查，需要与下列疾病相鉴别。

（1）单纯性肥胖：部分肥胖者有高血压、紫纹、月经少或闭经、多毛、尿 17-OH 增高，酷似本病，可借助小剂量地塞米松抑制试验或血浆皮质醇昼夜节律变化试验区别。

（2）青少年肥胖性紫纹：其紫纹呈淡红色、数目多、细小、分布广、少数人轻度满月脸、多毛、驼峰等；生长发育快，体重超重，实验室检查多正常。

（3）肥胖生殖无能综合征、颅骨内板增生症、双侧多囊卵巢综合征：上述各症除肥胖外，均有其相应的临床表现，尿游离皮质醇正常，血皮质醇昼夜节律存在，且可被小剂量地塞米松抑制试验所抑制。

（4）长期酗酒者、抑郁症患者。

【治疗】

1. 手术治疗　库欣综合征首选治疗为经蝶窦切除垂体微腺瘤，垂体大腺瘤需要做开颅手术。肾上腺腺瘤手术切除可根治，肾上腺腺癌应尽早手术治疗。

2. 放疗。

3. 药物治疗　阻断肾上腺激素合成药物有米托坦等。

本病治疗的目的是去除病因，从而纠正皮质醇增多的状态，尽量不损害垂体及肾上腺的功能。

## 六、复习思考题

库欣综合征的临床表现与鉴别诊断、治疗原则各是什么？

（徐　玲　徐　勇）

# 第八节　原发性慢性肾上腺皮质功能减退症

## 一、实习地点：内分泌科病房和示教室

## 二、实习学时：1～2 学时

## 三、实习目的

1. 掌握原发性慢性肾上腺皮质功能减退症的主要病因、临床表现、主要诊断方法和治疗方法。

2. 熟悉原发性慢性肾上腺皮质功能减退症的病理生理、肾上腺危象的诊断和抢救措施。

## 四、实习重点

1. 原发性慢性肾上腺皮质功能减退症的临床表现。

2. 原发性慢性肾上腺皮质功能减退症的主要诊断方法和治疗方法。

3. 肾上腺危象的诊治。

## 五、实习内容

【询问病史】

1. 有无皮肤黏膜色素沉着　时间多久？变化情况如何，如何分布？

2. 皮质醇缺乏症状

（1）神经、精神系统：乏力、淡漠、疲劳、嗜睡、精神失常。

（2）胃肠道：食欲减退、嗜碱食、消化不良；恶心、呕吐、腹泻提示病情加重。

（3）心血管系统：头晕、心悸、眼花、直立昏厥。

（4）代谢与内分泌系统：低血糖、低血钠症状。

（5）生殖系统：女性阴毛、腋毛脱落，月经失调或闭经，男性性功能减退。

3. 醛固酮缺乏症状　头晕、全身乏力、低血压。

4. 常见病因为结核，病灶活跃者，常有潮热、盗汗、体质虚弱、消瘦或伴咳嗽、胸痛。询问有无真菌、病毒感染病史；有无恶性肿瘤、肾上腺手术或放疗史。

5. 有无其他器官特异性自身免疫病并存，如甲状腺功能减退症、桥本甲状腺炎、甲状腺功能亢进症、1型糖尿病或甲状旁腺功能减退症、卵巢功能早衰、皮肤白色念珠菌病的相应临床表现。

6. 注意有无肾上腺危象　肾上腺危象为本病急重症，常出现在感染、创伤、手术、劳累、呕吐、腹泻或中断肾上腺皮质激素治疗等应激情况下。注意患者有无恶心、呕吐、腹泻、腹痛、脱水、血压下降、心率快、精神失常、高热、低血糖、低血钠、昏迷、休克。

【体格检查】

1. 最具特征的是患者全身皮肤黏膜色素加深，暴露处、摩擦处、乳晕、瘢痕、关节伸屈面、掌纹、腋窝、会阴部、外生殖器、肛门、口唇、齿龈、舌、颊黏膜等处尤为明显。颜色为焦煤、棕黄、棕黑或褐色。

2. 有无嗜睡、意识模糊、精神失常、消瘦、虚弱乏力。

3. 有无血压降低、心界缩小、心音低钝。

4. 有无阴毛、腋毛稀疏。

5. 有无肺内或肺外结核病的体征。

6. 有无腹部压痛、脱水、血压下降、心率快、高热、精神失常、意识障碍、昏迷、休克等肾上腺危象体征。

【辅助检查】

1. 生化检查　可有低血钠、高血钾。如果脱水明显时有氮质血症，可有空腹低血糖、糖耐量曲线低平。

2. 血常规检查　常有正细胞正色素性贫血，少数合并恶性贫血。白细胞分类示中性粒细胞减少，嗜酸性粒细胞明显增多。

3. 影像学检查　可示心脏缩小，呈垂直位。肾上腺区薄层CT检查于结核病患者可示肾上腺增大及钙化阴影，其他感染出血转移病灶也示肾上腺增大。肺部有无结核病变。

4. 血皮质醇、24 h尿皮质醇、24 h尿17-羟皮质醇常降低，但也可接近正常。

5. ACTH兴奋试验　探查肾上腺皮质储备功能具有诊断价值，原发性者血尿皮质醇和尿17-OHCS、17-KS不升高，继发性者呈延迟反应。

6. 血浆基础ACTH测定　原发性者明显升高，继发性者降低。

【诊断与鉴别诊断】

1. 诊断　对于有乏力、食欲减退、体重减轻、血压降低、皮肤黏膜色素沉着者，需要考虑慢性肾上腺皮质功能减退症。

2.鉴别诊断　应当与继发性肾上腺皮质功能低下鉴别；需要与一些慢性消耗性疾病相鉴别；与黄褐斑、瑞氏黑变病、血色病、慢性砷中毒、黑色素斑—胃肠息肉等的色素沉着鉴别。最具诊断价值者为 ACTH 兴奋试验。

3.肾上腺危象的诊断　所患基础疾病不太严重而出现严重循环衰竭、脱水，不明原因低血糖，难以解释的呕吐，体检发现色素沉着、体毛减少、生殖器发育差、白斑病。

【治疗】

1.激素治疗　强调终身使用肾上腺皮质激素。

（1）糖皮质激素替代治疗：氢化可的松 20～30 mg/d，可的松 25～37.5 mg/d 或泼尼松 5～7.5 mg/d，上午 8 时前服 2/3，下午 4 时前服 1/3。有应激情况时适当加量。

（2）食盐及盐皮质激素：食盐 8～10 g/d 以上，大部分患者在服氢化可的松和充分摄盐下即可。有的仍感头晕、全身乏力、低血压，则加 9α-氟氢可的松 0.05～0.1 mg，上午 8 时一次口服或去氧皮质醇油剂 1～2 mg 肌内注射，1 次/天，甘草硫浸膏 3～5 ml，3 次/天。

2.病因治疗　如有活动性结核者，应积极抗结核治疗。如病因为自身免疫者，则应检查是否有其他腺体功能减退，做相应治疗。

3.肾上腺危象治疗　为急症，应积极抢救。

（1）补液：典型危象液体损失约达细胞外液的 1/5，第 1 日、2 日补液 2000～3000 ml/d，血糖血钠低者，补充葡萄糖盐水。

（2）糖皮质激素：立即静注氢化可的松 100 mg，以后每 6 h 静脉滴注 100 mg，第 2、3 天减至每日 300 mg，分次静脉滴注。根据病情，逐渐减量，可进食后改为口服。

（3）积极治疗感染及其他诱因。

4.外科手术或其他应激情况　氢化可的松适当加量，以后按情况递减。

## 六、复习思考题

1.如何诊断和治疗慢性肾上腺皮质功能减退症？
2.肾上腺危象的诊断和抢救措施是什么？

（马红艳　万　沁）

## 第九节　尿崩症

## 一、实习地点：内分泌科病房和示教室

## 二、实习学时：1～2 学时

## 三、实习目的

1. 掌握尿崩症的主要病因、发病机制、临床表现和治疗方法。
2. 熟悉尿崩症的诊断试验方法及其结果分析、鉴别诊断。

## 四、实习重点

1. 尿崩症的主要病因、发病机制。
2. 尿崩症的临床表现和治疗方法。

## 五、实习内容

【询问病史】

1. 是否有垂体部位肿瘤、手术、外伤、炎症、结核、白斑病、肉芽肿病变、血管病变等病史。

2. 是否有家族史；是否同时有糖尿病、耳聋、视神经萎缩。

3. 有无多尿、烦渴、多饮、限制饮水后尿量仍多，尿清淡如水。

【体检检查】

有无皮肤、唇、舌干燥，有无汗液、唾液减少，有无纳差，便秘、体重减轻、头痛、乏力、肌肉酸痛等慢性失水征。

继发性尿崩症除上述表现外，尚有原发症的症状与体征。

【实验室检查】

1. 完全性尿崩症　24 h 尿量 5～10 L，比重低于 1.005，尿渗透压常为 50～200 mmol/L，尿常规正常，尿糖阴性。部分性尿崩症 24 h 尿量 2.5～5 L，如限制饮水，尿比重可超过 1.010，尿渗透压可超过血浆渗透压，可达 290～600 mmol/L。

2. 血糖正常，肾功能检查正常，血浆渗透压正常或轻度升高，尿渗透压降低。

3. 禁水试验　尿崩症患者禁水以后，尿量无明显减少，比重一般不超过 1.010，尿渗透压仍低，不超过血浆渗透压。

4. 禁水—加压素试验　禁水一定时间后，当尿浓缩至最大渗透压而不能再上升时（高峰平顶），注射加压素。尿崩症患者尿量减少，尿比重和渗透压进一步升高，部分尿崩症者，尿渗透压增加 9%～50%、完全性尿崩症者，尿渗透压增加 50% 以上。精神性烦渴者接近正常人，即尿渗透压不升高或升高不超过 5%。肾性尿崩症在禁水后尿液不能浓缩，注射加压素水剂后仍无反应。

5. 血浆精氨酸加压素 AVP 测定（放射免疫法）　患者低于正常水平，禁水后也不增加或增加不多。

6. 中枢性尿崩症的病因诊断　尿崩症确定之后，必须尽可能明确病因。进行视野眼底检查、蝶鞍 MRI 等检查，以明确有无垂体（或邻近器官的）肿瘤。

**【诊断与鉴别诊断】**

1. 诊断　根据症状如烦渴、多饮、多尿、尿量及尿比重、血浆、尿渗透压等，再结合禁水加压素试验，可以诊断尿崩症。

(1) 尿量多：一般 4～10 L。

(2) 低渗尿：尿渗透压小于血浆渗透压，一般低于 200 mmol/L，尿比重多低于 1.005。

(3) 禁水试验不能使尿渗透压和尿比重量增加，而注射加压素后尿量减少，尿比重增加，尿渗透压增加 9% 以上。

(4) 加压素或去氨加压素治疗有明显效果。

2. 鉴别诊断　应与精神性烦渴、肾性尿崩症、妊娠性尿崩症、慢性肾病、糖尿病、高钙血症、低钾血症等鉴别。

**【治疗】**

1. 激素替代疗法

(1) 去氨加压素：为人工合成的加压素类似物，口服醋酸去氨加压素片（弥凝片）或鼻腔喷雾吸入，另有皮下注射剂型。此药抗利尿作用强，而无加压作用，副作用少，为目前治疗尿崩症的首选药物。用药必须个体化，严防水中毒。

(2) 鞣酸加压素注射液（长效尿崩停）（5 U/ml）：肌内注射，开始时 0.1 ml，以后根据尿量逐步增加。

(3) 垂体后叶素水剂：5～10 U，皮下注射，每 3～6 h 1 次。长期应用不方便，主要用于脑外伤或手术时出现的尿崩。

2. 其他抗利尿药物

(1) 双氢克尿噻：25 mg，2～3 次/天，适当补充钾盐。

(2) 卡马西平：0.2 g，2～3 次/天。

(3) 氯磺丙脲：最大剂量 0.2 g，1 次/天，注意严重低血糖、水中毒。

3. 病因治疗。

## 六、复习思考题

尿崩症的诊断和鉴别诊断是什么？

（马红艳　徐　勇）

# 第十节　骨 质 疏 松

## 一、实习地点：内科内分泌组病房及示教室

## 二、实习学时：2 学时

## 三、实习目的

1. 了解骨质疏松的病因、发病机制。
2. 掌握骨质疏松的临床表现、诊断和治疗。

## 四、实习重点

1. 掌握骨质疏松的临床表现。
2. 掌握骨质疏松的诊断及治疗方法。

## 五、实习内容

【询问病史】

1. 患者的年龄、性别，女性是否绝经，绝经年龄，是否在服用雌激素替代治疗。
2. 是否有骨质疏松家族史，特别是母系家族史。
3. 有无酗酒、吸烟，平时是否体力运动过少或长期卧床。
4. 是否服用钙剂或维生素 D 制剂。
5. 平时有无腰背疼痛、乏力或全身骨痛情况，疼痛的性质、部位、加重或缓解因素，有无肢体活动受限、骨骼畸形，身高发育是否受影响。有无发生脆性骨折的情况，如有经过哪些治疗，疗效如何？
6. 注意并发症的情况，驼背及骨骼畸形者是否伴胸闷、气短、呼吸困等表现。
7. 有无影响骨代谢的疾病和药物史，如甲状腺功能亢进症、甲状旁腺功能亢进、库欣综合征、糖尿病、长期服用糖皮质激素等。

【体格检查】

1. 测量身高、体重，并计算体重指数。
2. 可能存在骨质疏松的体征，如驼背及骨骼畸形。注意疼痛部位、有无明显压痛点及功能障碍。
3. 继发性骨质疏松的相关体征。

【辅助检查】

1. 骨密度测定 双能 X 线吸收法（DXA）是目前国际学术界公认的骨密度检查方法，其测定值作为骨质疏松症的诊断标准。
2. 普通 X 线检查 只有在骨量丢失 30% 以上才能检测出，对骨质疏松的早期诊断无帮助；但对确定骨折具有诊断价值，通常行胸、腰椎侧位 X 线检查或其他怀疑骨折部位的 X 线检查。
3. 实验室检查 血常规、尿常规、肝肾功能、电解质、血 PTH、血钙、血磷、碱性磷酸酶、血 $1,25\text{-}(OH)_2D_3$、尿钙的测定以鉴别原发性和继发性骨质疏松，原发性骨质疏松患者血钙、磷、碱性磷酸酶正常。

4. 有条件的医院可选择做骨转换生化标志物，如骨形成指标血清碱性磷酸酶、骨钙素（OC）、1 型原胶原 C-端前肽（PICP）；骨吸收指标：空腹 2 h 的尿钙/肌酐比值等。

【诊断与鉴别诊断】

1. 诊断的通用指标　发生了脆性骨折和（或）骨密度低下，目前缺乏直接测定骨强度的临床手段。

（1）诊断线索：非外伤或轻微外伤发生的骨折，发生了脆性骨折即可诊断。

（2）诊断标准（基于 DXA 测定）：骨密度值低于同性别、同种族正常成年人骨峰值不足 1 个标准差属正常；降低 1～2.5 个标准差为骨量低下（骨量减少）；降低程度≥2.5 个标准差为骨质疏松。符合骨质疏松诊断标准同时伴有一处或多处骨折时为严重骨质疏松。

骨密度通常用 T-Score（T 值）表示，T 值＝（测定值－骨峰值）/正常成人骨密度标准差。

T 值用于绝经后妇女和 50 岁以上的男性的骨密度水平。对于儿童、绝经前妇女和 50 岁以下的男性，其骨密度水平建议用 Z 值表示。Z 值＝（测定值－同龄人骨密度均值）/同龄人骨密度标准差。

2. 鉴别诊断

（1）影响骨代谢的内分泌疾病：如性腺、库欣综合征、甲状腺、甲状旁腺疾病等。

（2）类风湿关节炎等风湿免疫性疾病：如系统性红斑狼疮、类风湿关节炎、皮肌炎等。

（3）影响钙和维生素 D 吸收和调节的消化道和肾病：如胃肠大部分切除术后。

（4）血液系统疾病和全身肿瘤：注意排除肿瘤导致的骨痛和骨质疏松。

【治疗】

1. 调整生活方式，富含钙、低盐和适当蛋白质的均衡饮食，加强运动，纠正不良生活习惯。

2. 补充钙剂和维生素 D　成人每日钙摄入量 800～1200 mg，同时补充维生素 D400～600 U/d。活性维生素 D（阿法骨化醇、骨化三醇）更适合老年人。定期监测血钙和尿钙，酌情调整剂量。

3. 抗骨质疏松药物

（1）双磷酸盐类药物：包括阿仑膦酸钠、利塞膦酸钠、唑来膦酸（静脉给药的双磷酸盐制剂）。

（2）降钙素类：鲑鱼降钙素和鳗鱼降钙素。

（3）雌激素类：适合 60 岁以前的围绝经期和绝经后妇女。

（4）甲状旁腺激素（PTH）。

# 六、复习思考题

1. 骨质疏松的临床表现和诊断标准是什么？

2. 简述骨质疏松的治疗方法。

（白　雪）

# 第七章 风湿性疾病

## 第一节 混合性结缔组织病

### 一、实习地点：内科病房

### 二、实习学时：3学时

### 三、实习目的

1. 熟悉混合性结缔组织病的临床特点。
2. 熟悉混合性结缔组织病的诊断、鉴别诊断及治疗原则。

### 四、实习重点

1. 混合性结缔组织病的诊断、鉴别诊断。
2. 混合性结缔组织病的基本治疗方法。

### 五、实习内容

【询问病史】
1. 有无关节肿痛、晨僵、关节畸形。
2. 有无雷诺现象，有无手指肿胀或者双手水肿，有无皮肤变硬。
3. 有无发热，最高体温以及体温变化情况。
4. 有无肌痛、肌无力。
5. 有无面部红斑、盘状红斑、口腔溃疡、生殖器溃疡、皮下结节等。
6. 有无咳嗽、咯痰、呼吸困难、胸痛。
7. 有无尿色及尿量异常。
8. 有无吞咽梗阻、吞咽困难，有无恶心、呕吐、呕血、便血。

9. 家族中有无类似患者。

【体格检查】

1. 四肢指端皮温，有无皮肤颜色改变及缺血灶。

2. 关节有无红、肿、畸形，关节附近肌肉有无萎缩。

3. 全身皮肤弹性。

4. 有无皮疹、口腔溃疡。

5. 肺部听诊有无干啰音、湿啰音、异常呼吸音。

6. 心脏听诊有无杂音，是否有 $P_2 > A_2$。

【辅助检查】

1. 多数有轻至中度贫血，可出现血小板计数降低，白细胞下降。

2. 抗核抗体阳性，nRNP 阳性，部分患者可出现低补体血症。

3. 肺间质病变，肺动脉高压。

【诊断与鉴别诊断】

1. 诊断　对有雷诺现象，关节痛或者关节炎、肌痛、手足肿胀的患者，伴有高滴度的 ANA 和 nRNP/Sm 抗体阳性，而抗 Sm 抗体阴性者，有或无肺间质纤维化、肺动脉高压，要考虑混合性结缔组织病的可能。

2. 鉴别诊断

(1) 类风湿关节炎：病史长，有侵蚀性、对称性小关节炎，无 nRNP/Sm 抗体阳性。

(2) 系统性红斑狼疮：有面部红斑，有多系统损害表现，肾损害表现明显，自身抗体谱抗 Sm、抗 dsDNA 抗体阳性等，补体下降。

(3) 系统性硬化症：皮肤变硬明显，自身抗体谱抗 Scl-70 抗体阳性，为特异性抗体。

(4) 其他结缔组织疾病。

【治疗原则】

本病的治疗以 SLE、PM/DM、RA 和 SSc 的治疗原则为基础。

1. 以关节炎、肌肉痛为主者，可应用非甾体抗炎药，重症者可用小剂量激素或者甲氨蝶呤。

2. 以雷诺现象为主者应注意保暖、戒烟，避免手指外伤。使用血管扩张药和改善循环药物。

3. 有内脏损害，特别是肺间质病变者，应用糖皮质激素加环磷酰胺冲击治疗，每月一次；若有肺动脉高压者，加强血管扩张药的应用，酌情使用内皮素受体拮抗药，如口服波生坦等；有吞咽困难者加用促进胃肠蠕动药物，伴反流者应用质子泵抑制剂。

# 六、复习思考题

1. 混合性结缔组织病如何诊断？

2. 混合性结缔组织病容易出现哪些组织器官损害？

3. 混合性结缔组织病的治疗原则是什么？

（唐　敏）

## 第二节　类风湿关节炎

一、实习地点：内科病房

二、实习学时：3 学时

三、实习目的

　　1. 掌握类风湿关节炎（rheumatoid arthritis，RA）的临床表现、诊断、鉴别诊断和治疗原则。
　　2. 了解类风湿关节炎的发病因素和发病机制。

四、实习重点

　　1. 类风湿关节炎的诊断和鉴别诊断。
　　2. 类风湿关节炎的治疗原则。

五、实习内容

【询问病史】
　　1. 一般症状　　起病多缓慢而隐匿，可先有数周低热、乏力、全身不适、体重下降等。
　　2. 关节症状　　晨僵；除关节疼痛外，更有关节肿胀、压痛；主要累及外周小关节尤其是腕关节、掌指关节、近端指间关节、踝关节、跖趾关节等，常为左右对称的、持续的、时轻时重的关节肿痛，伴有活动障碍，晚期多有关节畸形及功能障碍。
　　3. 关节外症状　　可出现类风湿结节、血管炎、周围神经病变、肺间质纤维化、干燥综合征等相关症状。
【体格检查】
　　1. 关节有无肿胀、压痛、畸形（尺侧偏斜，纽扣花畸形，天鹅颈畸形）以及哪些关节受累，关节周围肌肉肌腱有无挛缩。
　　2. 有无类风湿结节及其所在部位、数目、大小、软硬，有无压痛、活动等，是否呈对称分布。
　　3. 皮肤、指甲下或指端有无小血管炎或缺血性坏死，有无龋齿。
　　4. 四肢有无感觉异常和肌力有无异常，腱反射是否亢进。
【辅助检查】
　　1. 常规实验室检查　　特别是血沉、C反应蛋白、类风湿因子、抗瓜氨酸多肽抗体（即抗 CCP 抗体)、抗核抗体。

2. 关节滑液检查。

3. 关节、肺部 X 线检查。

4. 类风湿结节活检。

【诊断与鉴别诊断】

1. 诊断    主要根据外周多个小关节发生左右对称性慢性关节炎,并结合实验室类风湿因子、抗 CCP 抗体检查,同时排除其他弥漫性结缔组织病、手骨关节炎、慢性痛风性关节炎等疾病后,可考虑诊断。1987 年 ACR 类风湿关节炎分类标准对早期类风湿关节炎诊断敏感性差,2010 年 ACR/EULAR 类风湿关节炎分类标准敏感性较高,更有利于类风湿关节炎早期诊断治疗。

2. 鉴别诊断

(1) 系统性红斑狼疮:多发生于青年女性,有多系统受累表现,自身抗体阳性,诊断类风湿关节炎常常需要排除系统性红斑狼疮。

(2) 手骨关节炎:常见于农村妇女和家庭妇女,主要累及远端和近端指间关节,可见 Heberden 结节和 Bouchard 结节,类风湿因子和抗 CCP 抗体呈阴性。

(3) 慢性痛风性关节炎:常见于中老年男性,有多年反复突然发生的单关节红、肿、热、剧痛病史,常合并其他代谢紊乱疾病,常可以见到痛风石,血尿酸常增高。

【治疗】

1. 一般治疗    关节炎明显时制动,恢复期进行关节功能锻炼、物理治疗。

2. 药物治疗    类风湿关节炎尤其是早期类风湿关节炎主要使用药物治疗。目前治疗类风湿关节炎的药物主要有以下几类。

(1) 非甾体抗炎药:具有抗炎镇痛、改善关节炎症状的作用,但不具有控制病情进展的作用,需要与改善病情的药物同时应用。不宜同时服用两种该类药。注意消化道、心血管和肾毒性的副作用。

(2) 改善病情抗风湿药:起效慢,但可控制病情,如氨甲蝶呤每周剂量为 7.5～20 mg,一周服用一次;来氟米特 10～20 mg/d。还有硫唑嘌呤、环磷酰胺、环孢素等,明确诊断类风湿关节炎后,应尽早采用本类药物一种或两种联合治疗,但要注意这类药物的不良反应。

(3) 糖皮质激素:具有强大抗炎作用。对类风湿关节炎症状重、有不良预后因素者可小剂量、短疗程使用。可关节腔内注射,但须注意关节腔内感染的问题。

(4) 生物制剂靶向治疗:肿瘤坏死因子（TNF-α）拮抗药、IL-1 拮抗药、IL-6 拮抗药、CD20 单抗等,是目前较好控制类风湿关节炎药物。

(5) 植物药制剂:如雷公藤多苷、青藤碱、白芍总苷等,有一定控制病情作用。

3. 外科手术治疗    关节置换和滑膜切除术。

# 六、复习思考题

1. 类风湿关节炎的典型临床表现是什么?

2. 类风湿关节炎主要需要与哪些疾病鉴别？如何鉴别？

3. 治疗类风湿关节炎主要有哪几类药物？

（李发菊）

## 第三节　强直性脊柱炎

## 一、实习地点：内科病房或示教室

## 二、实习学时：3 学时

## 三、实习目的

1. 掌握强直性脊柱炎（AS）的诊断、鉴别诊断。
2. 熟悉强直性脊柱炎的治疗措施。
3. 了解强直性脊柱炎的发病因素和发病机制。

## 四、实习重点

1. 强直性脊柱炎的诊断和鉴别诊断。
2. 强直性脊柱炎的基本治疗方法。

## 五、实习内容

【询问病史】

1. 发病年龄，起病方式，病程，持续时间，有无诱因。

2. 有无腰骶部痛或不适、晨僵，有无臀部、腹股沟酸痛，有无向下肢放射。

3. 有无颈、胸痛，有无下肢大关节如髋、膝、踝关节炎症状等，有无指（趾）关节肿痛，有无如附着点炎所致胸肋连接、脊椎骨突、髂嵴、大转子、坐骨结节以及足跟、足掌等部位疼痛。

4. 症状在静止、休息及运动及夜间的变化。

5. 症状是否对称、反复发作与缓解。

6. 有无脊柱和胸廓的活动受限及程度，有无脊柱和胸廓畸形。

7. 有无关节外表现如眼痛、眼充血、视力下降、畏光、流泪、心悸、呼吸困难、咳嗽、下肢麻木、感觉异常及肌肉萎缩等。

8. 有无腹痛、腹泻、大便异常；有无尿频、尿急、尿痛、尿道口分泌物。

9. 有无皮肤疾病；有无近期感染史。

10. 家族史。

11. 治疗情况及治疗反应。

【体格检查】

1. 骶髂关节有无压痛。

2. 脊柱前屈、后伸、侧弯和转动是否受限。

3. 胸廓活动度是否减低。

4. 检查方法

(1) 骶髂关节检查：常用"4"字试验。方法：患者仰卧，一腿伸直，另腿屈曲置直腿上（双腿呈"4"字状）。检查者一手压直腿侧髂嵴，另一手握屈腿膝上搬、下压。如骶髂部出现疼痛，提示屈腿侧存在骶髂关节病变（图 7-3-1）。

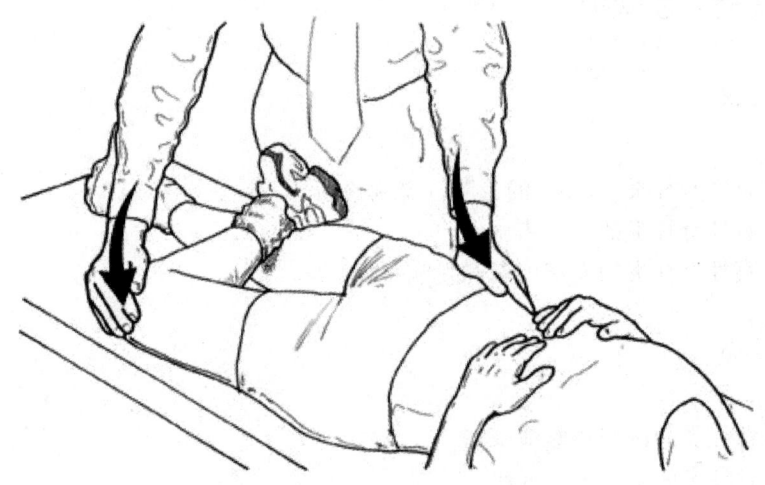

图 7-3-1　"4" 字试验

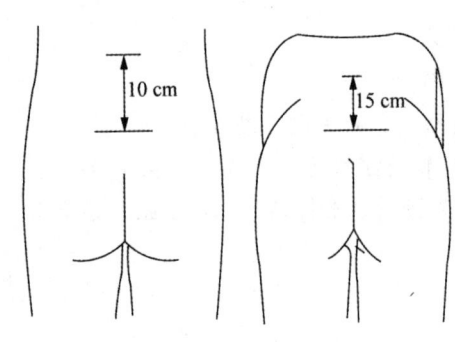

图 7-3-2　Schober 试验

(2) 腰椎活动度检查：常用 Schober 试验。方法：患者直立，在背部正中线髂嵴水平做一标记为 0，向下做 5 cm 标记，向上做 10 cm 标记。让患者弯腰（保持双腿直立），测量上、下两个标记间距离，若增加少于 4 cm 则为阳性（图 7-3-2）。

(3) 胸廓活动度检查：患者直立，用刻度软尺测其第 4 肋间隙水平（女性乳房下缘）深呼、吸之胸围差，小于 5 cm 为异常（图 7-3-3）。

(4) 枕墙距检查：患者直立，足跟、臀、背贴墙，收颌，眼平视，测量枕骨结节与墙之间的水平距离，正常为 0（图 7-3-4）。

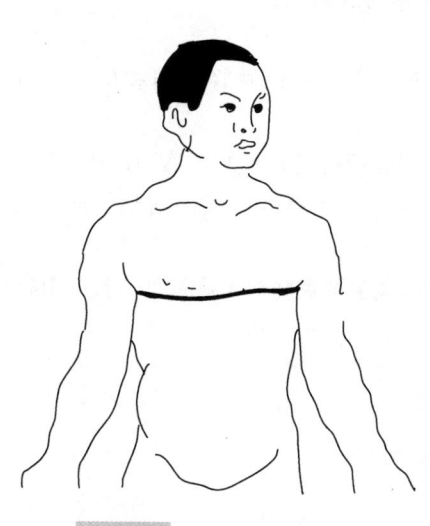

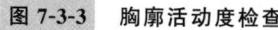

图 7-3-3　胸廓活动度检查

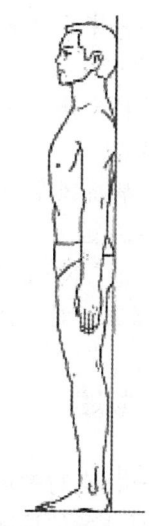

图 7-3-4　枕墙距检查

【辅助检查】

1. 实验室检查　类风湿因子阴性，活动期可有血沉、C 反应蛋白、免疫球蛋白（尤其是 IgA）升高。90％左右患者 HLA-B27 阳性。

2. 影像学检查　骨盆正位片、骶髂关节 CT 或 MRI 检查，放射学骶髂关节炎是诊断的关键。

【诊断与鉴别诊断】

1. 诊断　1984 年修订的纽约标准

（1）临床标准：① 腰痛、晨僵 3 个月以上，活动改善，休息无改善。② 腰椎额状面和矢状面活动受限。③ 胸廓活动度低于相应年龄、性别的正常人。

（2）放射学标准：骶髂关节炎，双侧≥Ⅱ级或单侧Ⅲ～Ⅳ级。骶髂关节炎，分级：0 级为正常；Ⅰ级为可疑；Ⅱ级为轻度异常，可见局限性侵蚀，硬化，但关节间隙正常；Ⅲ级为明显异常，有侵蚀、硬化、关节间隙增宽或狭窄、部分强直等 1 项或 1 项以上改变；Ⅳ级为严重异常，表现为完全性关节强直。

（3）诊断：肯定强直性脊柱炎是指符合放射学标准和 1 项（及以上）临床标准者；可能强直性脊柱炎是指符合 3 项临床标准，或符合放射学标准而不伴任何临床标准者。

临床上，40 岁以前发生的炎症性腰背痛，且对非甾体抗炎药反应良好者，均有早期 AS 的可能。所谓"炎症性腰（或脊柱）痛"，为符合以下 5 项标准之 4 项以上者：① 40 岁以前发病；② 隐匿发生；③ 持续 3 个月以上；④ 伴晨僵；⑤ 活动后缓解。如同时伴有 HLA-B27 阳性，有前葡萄膜炎（虹膜睫状体炎）或脊柱关节病家族史等，早期 AS 可能性更大。

2. 鉴别诊断

（1）类风湿关节炎。

（2）机械性腰痛：椎间盘病、腰肌劳损、外伤或感染等。

【治疗】

1. 一般治疗　鼓励患者适当锻炼，注意立、坐、卧正确姿势。坚持脊柱、胸廓、髋关节活动。宜睡硬板床、低枕，避免过度负重和剧烈运动。

2. 药物治疗

（1）非甾体抗炎药（NSAID）：一线用药，主要用以减轻疼痛和晨僵，对此类药物反应良好是本病的特点。

（2）控制疾病抗风湿药（DMARDs）：可应用柳氮磺吡啶、氨甲蝶呤等。

3. 抗肿瘤坏死因子（TNF）-α 拮抗药治疗　对于持续高疾病活动性或对传统治疗无效的患者，应该给予抗 TNF-α 治疗。

4. 糖皮质激素　对于急性葡萄膜炎、肌肉关节的炎症可考虑局部直接注射糖皮质激素。

## 六、复习思考题

1. 强直性脊柱炎与类风湿关节炎怎样鉴别？
2. 强直性脊柱炎的诊断标准是什么？

（陈　洁）

# 第四节　系统性红斑狼疮

## 一、实习地点：风湿免疫科病房

## 二、实习学时：3 学时

## 三、实习目的

1. 熟悉系统性红斑狼疮（systemic lupus erythematosus，SLE）的临床表现特点。
2. 熟悉 SLE 的诊断、鉴别诊断及治疗原则。

## 四、实习重点

1. SLE 的临床表现特点、诊断、鉴别诊断。
2. 主要治疗原则：激素、免疫抑制药的选用原则。

## 五、实习内容

【询问病史】

1. 全身表现　如有无长期发热史（低、中度常见）、乏力、体重减轻、药物、食物、日光过敏等。

2. 皮肤与黏膜表现 如有无面部、掌指部、甲周红斑及躯干皮疹，其中以面部蝶形红斑最具特征性。有无口腔和鼻黏膜反复溃疡。

3. 有无肌肉、关节疼痛、水肿、血尿、高血压、心悸、心前区疼痛等症状。

4. 有无咳嗽、胸痛、呼吸困难等症状。

5. 有无恶心、呕吐、头晕、头痛、抽搐、瘫痪、四肢感觉障碍病史。

6. 有无贫血、皮肤黏膜出血、淋巴结肿大等。

7. 家族中有无类似患者。

【体格检查】

1. 皮疹发生的部位、色泽、面部有无对称性蝶形红斑。

2. 关节有无红、肿、畸形、关节附近肌肉有无萎缩。

3. 有无贫血、水肿，水肿的程度及部位。有无胸腔积液、腹水及心包和胸膜摩擦音。

4. 有无颈强直、偏瘫、截瘫及意识障碍。

5. 全身浅表淋巴结有无肿大。

【辅助检查】

1. 不同系统受累可出现相应的血常规、尿常规、肝肾功能、影像学检查异常。多数有轻至中度贫血、血小板计数降低、白细胞下降等。

2. 自身抗体谱 抗核抗体阳性，抗双链 DNA（dsDNA）抗体、抗 Sm 抗体阳性是诊断 SLE 的标记抗体。

3. 血清补体普遍降低。

【诊断与鉴别诊断】

1. 诊断

（1）颧部红斑。

（2）盘状红斑。

（3）光过敏。

（4）口腔溃疡。

（5）非侵蚀性关节炎。

（6）多发性浆膜炎。

（7）肾损害。

（8）神经系统异常。

（9）血液系统异常。

（10）免疫学异常。

（11）ANA 阳性。

上述 11 条中 4 条以上阳性即可诊断。

2. 鉴别诊断

（1）类风湿关节炎：病史长，有侵蚀性关节炎、肾损害多数较轻。

（2）原发性肾小球性肾炎：无多系统损害、无自身抗体谱阳性。

（3）其他结缔组织疾病。

【治疗原则】

1. 一般治疗 活动期应卧床休息，避免日晒，预防感染，不用促使诱发的药物。

2. 药物治疗

（1）非甾体抗炎药：发热、关节痛可辅以非甾体抗炎药。

（2）糖皮质激素的应用：多用于较重型病例或多系统受累病例，根据病情用泼尼松 $0.5\sim1\,mg/(kg\cdot d)$，病情稳定后 2 周或疗程 6 周内缓慢减量，如果病情允许，以小剂量（<10 mg/d）长期维持。对极危重患者（如肺泡出血、NP-SLE、严重溶血性贫血等）可应用大剂量激素冲击治疗：甲泼尼龙 $500\sim1000\,mg/d$，静脉滴注，连续 $3\sim5\,d$，以控制病情，达到诱导缓解。

（3）免疫抑制药：大多数 SLE 患者尤其是在病情活动时需要选用免疫抑制药联合治疗，对有重要脏器受累的 SLE 患者，诱导缓解期建议首选环磷酰胺（CTX）或霉酚酸酯（MMF），如无明显副作用，至少应用 6 个月以上。羟氯喹可作为 SLE 的基础用药。

3. 其他治疗　对危重或难治病例，可酌情选择大剂量免疫球蛋白静脉输注、血浆置换、免疫吸附、造血干细胞移植等。

# 六、复习思考题

1. 系统性红斑狼疮如何诊断？
2. 系统性红斑狼疮有哪些重要的免疫学异常？
3. 系统性红斑狼疮活动的表现有哪些？

（王泽卫）

## 第五节　干燥综合征

# 一、实习地点：内科病房

# 二、实习学时：3 学时

# 三、实习目的

1. 熟悉干燥综合征的临床特点。
2. 熟悉干燥综合征的诊断、鉴别诊断及治疗原则。

# 四、实习重点

1. 干燥综合征的诊断、鉴别诊断。
2. 干燥综合征的基本治疗方法。

## 五、实习内容

【询问病史】

1. 有无口干，严重者有无讲话时频繁饮水、进食固体食物时需要伴流质送下，有无猖獗龋齿，有无舌痛、舌萎缩、干裂，有无反复眼干、异物感、少泪。

2. 有无反复发作的腮腺肿痛。

3. 有无皮疹、关节痛、周期性低钾麻痹、干咳、劳力性呼吸困难、心悸、气促等症状。

【体格检查】

1. 有无口腔津液明显减少，舌体干燥、干裂，猖獗龋齿。

2. 有无眼睑肿胀、前葡萄膜炎、角膜溃疡。

3. 有无腮腺肿痛。

4. 有无关节疼痛、皮疹，有无肌力、神经感觉异常。

5. 有无长期慢性干咳、心悸、气促、劳力性呼吸困难。

【辅助检查】

1. 多数有轻至中度贫血，血小板计数降低，白细胞下降，C 反应蛋白增高，血沉增快。

2. 抗核抗体阳性，抗 SSA、抗 SSB 抗体阳性，抗 M3 抗体阳性，高球蛋白血症，IgG 升高为主。

3. Schirmer 试验、泪膜破裂时间、角膜染色试验、唾液流量、腮腺造影检测结果阳性。

4. 唇腺活检≥1 个灶性淋巴细胞浸润/4 mm$^2$。

【诊断与鉴别诊断】

1. 诊断

Ⅰ：口腔症状 3 项中有 1 项或 1 项以上：每日感口干持续 3 个月以上；成年后腮腺反复或持续肿大；吞咽干性食物时需用水帮助。

Ⅱ：眼部症状 3 项中有 1 项或 1 项以上：每日感到不能忍受的眼干持续 3 个月以上；有反复的沙子进眼或沙磨感觉；每日须用人工泪液 3 次或 3 次以上。

Ⅲ：眼部体征　下述检查任 1 项或 1 项以上阳性：Schirmer 试验（＋）；角膜染色（＋）。

Ⅳ：组织学检查　下唇腺病理示淋巴细胞灶。

Ⅴ：唾液腺受损　下述检查任 1 项或 1 项以上阳性：唾液流率（＋）；腮腺造影（＋）；唾液腺同位素检查（＋）。

Ⅵ：自身抗体　抗 SSA 或抗 SSB（＋）（双扩散法）

A. 原发性干燥综合征 无任何潜在疾病的情况下，有下述 1 条则可诊断。

a. 符合上述 4 条或 4 条以上，但必须含有条目Ⅳ（组织学检查）和（或）条目Ⅵ（自身抗体）；b. 条目Ⅲ、Ⅳ、Ⅴ、Ⅵ中任 3 条阳性。

B. 继发性干燥综合征　患者有潜在的疾病（如任一结缔组织病），而符合上述Ⅰ和Ⅱ中任 1 条，同时符合条目Ⅲ、Ⅳ、Ⅴ中任 2 条。

C. 必须除外颈、头面部放疗史、丙肝病毒感染、AIDS、淋巴瘤、结节病、移植物抗宿主病及抗乙酰胆碱药的应用（如阿托品、莨菪碱、溴丙胺太林、颠茄等）。

2. 鉴别诊断

（1）系统性红斑狼疮：干燥综合征多见于中老年妇女，发热，尤其是高热的不多见，无颧部皮疹，口眼干明显，肾小管酸中毒为其常见而主要的肾损害，高球蛋白血症明显，低补体血症少见。

（2）类风湿关节炎：干燥综合征极少有关节骨破坏、畸形和功能受限。类风湿关节炎者很少出现抗 SSA 和抗 SSB 抗体。

（3）非自身免疫病的口干：如老年性外分泌腺体功能下降、糖尿病性或药物性口干则有赖于病史及各个病的自身特点以鉴别。

【治疗原则】

目前尚无根治方法。主要是采取措施改善症状，控制和延缓因免疫反应而引起的组织器官损害的进展以及继发性感染。

1. 改善症状

（1）减轻口干症状，保持口腔清洁，勤漱口，减少龋齿和口腔继发感染的可能。

（2）干燥性角膜炎、结膜炎可给予人工泪液滴眼，以减轻眼干症状，并预防角膜损伤。

（3）肌肉、关节痛者可用非甾类抗炎药。

2. 系统损害者应以受损器官及严重度而进行相应治疗　对合并有神经系统疾病、肾小球肾炎、肺间质性病变、肝损害、血细胞低下（尤其是血小板低）、肌炎等则要给予肾上腺皮质激素，剂量与其他结缔组织病治疗用法相同。对于病情进展迅速者可合用免疫抑制药，如环磷酰胺、硫唑嘌呤等。出现有恶性淋巴瘤者宜积极、及时地进行联合化疗。

# 六、复习思考题

1. 干燥综合征如何诊断？
2. 干燥综合征有哪些免疫学异常？
3. 原发性干燥综合征与继发性干燥综合征如何鉴别？

（赵　蕾　何成松）

# 第六节　ANCA 相关性血管炎

一、实习地点：内科病房

二、实习学时：6 学时

## 三、实习目的

1. 熟悉 ANCA 相关性血管炎的临床特点。
2. 熟悉 ANCA 相关性血管炎的诊断、鉴别诊断及治疗原则。

## 四、实习重点

1. ANCA 相关性血管炎的诊断、鉴别诊断。
2. ANCA 相关性血管炎的基本治疗方法。

## 五、实习内容

【询问病史】

1. 全身症状　有无发热、乏力、厌食、体重减轻等。

2. 皮肤与黏膜表现　有无紫癜、多形红斑、斑丘疹、淤点（斑）、皮下结节、坏死性溃疡形成、浅表皮肤糜烂等。有无反复口腔和鼻黏膜溃疡发生。

3. 关节表现　有无关节疼痛、肿胀；有无肌痛等。

4. 呼吸道症状　有无流涕、鼻出血、鼻中隔穿孔等；有无咳嗽、咯血、胸痛、胸闷、气短、呼吸困难等；有无鼻窦炎及哮喘等。

5. 肾脏表现　有无双下肢水肿；有无血尿；有无高血压、腰痛等症状。

6. 消化系统　有无恶心、呕吐、腹痛、腹泻、黑便等。

7. 神经系统　有无四肢对称的皮肤麻木不适等。

8. 其他　有无贫血、心悸、心前区不适等；有无视力、听力下降等。

【体格检查】

1. 有无发热；有无皮疹，尤其是皮肤紫癜及溃疡；有无口腔溃疡等。

2. 关节有无红、肿、压痛及畸形；关节附近有无肌肉萎缩等。

3. 有无贫血，下肢水肿及其程度等；有无胸腔积液、腹水及心包和胸膜摩擦音。

4. 有无鼻旁窦区压痛；有无肺部啰音等。

5. 有无腹部压痛及包块等。

6. 有无四肢感觉异常等。

7. 有无眼球突出、结膜炎；有无视力、听力障碍等。

8. 有无浅表淋巴结肿大等。

【辅助检查】

1. 血常规检查可见正细胞正色素性贫血、白细胞总数和中性粒细胞可正常或增高，甚至减少；血小板可增高或减少。嗜酸细胞性肉芽肿性多血管炎患者有外周血嗜酸性粒细胞增多，部分患者血清 IgE 升高。

2. 尿液检查见有镜下血尿、各种管型及蛋白尿。大多有肾功能异常、血肌酐升高、内生肌酐清除率下降。

3. 急性期血沉增快，C 反应蛋白增高，C3、C4 正常。

4. p-ANCA 或 c-ANCA 阳性。

5. X 线检查可见一过性片状或结节性肺浸润或弥漫性间质性病变，或肺内有可变性结节状阴影或空洞等。

6. 肾病理为局灶性、节段性、新月体性坏死性肾小球肾炎，免疫荧光检测无或很少免疫球蛋白及补体沉积。

【诊断与鉴别诊断】

1. 诊断

(1) 肉芽肿性多血管炎（GPA）

① 鼻或口腔炎症：痛性或无痛性口腔溃疡，脓性或血性鼻腔分泌物。

② 胸部 X 线片异常：胸部 X 线片示结节、固定浸润病灶或空洞。

③ 尿沉渣异常：镜下血尿（RBC>5 个/HP）或出现红细胞管型。

④ 病理性肉芽肿：动脉壁或动脉周围，或血管（动脉或微动脉）外区域炎性改变，有中性粒细胞浸润形成肉芽肿性炎。

符合 2 条或 2 条以上时可诊断为 GPA，诊断的敏感性和特异性分别为 88.2% 和 92.0%。

(2) 嗜酸细胞性肉芽肿性多血管炎（EGPA）

① 哮喘。

② 外周血白细胞分类嗜酸性粒细胞增多>10%。

③ 单发或多发性神经病变。

④ 游走性或一过性肺浸润。

⑤ 鼻窦病变。

⑥ 血管外嗜酸性粒细胞浸润。

凡具备上述 4 条或 4 条以上者可诊断。

(3) 显微镜下多血管炎（MPA）：本病尚无统一的诊断标准，对不明原因发热或肺受累、肾受累的中老年患者应考虑 MPA 的诊断，应尽早进行 ANCA 检查及肾组织活检，有利于早期诊断。

2. 鉴别诊断

(1) MPA：是一种主要累及小血管的系统性坏死性血管炎，可侵犯肾、皮肤和肺等脏器。常表现为坏死性肾小球肾炎和肺毛细血管炎。累及肾时出现蛋白尿、镜下血尿和红细胞管型。抗中性粒细胞胞浆抗体（ANCA）阳性是 MPA 的重要诊断依据，60%～80% 为髓过氧化物酶（MPO）-ANCA 阳性，在荧光检测法示核周型（p-ANCA）阳性。胸部 X 线检查在早期可发现无特征性肺部浸润影或小泡状浸润影，中、晚期可出现肺间质纤维化。

(2) EGPA：有重度哮喘；肺和肺外脏器有中小动脉、静脉炎及坏死性肉芽肿；周围血嗜酸性粒细胞增高。GPA 与 EGPA 均可累及上呼吸道，但前者常有上呼吸道溃疡，胸部 X 线片示肺内有破坏性病变如结节、空洞形成，而在 EGPA 则不多见。GPA 病灶中很少有嗜酸性粒细胞浸润，周围血嗜酸性粒细胞增高不明显，也无哮喘发作。

（3）GPA：为小动脉和小静脉的血管炎，以上呼吸道、下呼吸道和肾病变三联征为主要临床特点。c-ANCA 阳性多见。活检病理示小血管壁或其周围有嗜中性粒细胞浸润，并有坏死性肉芽肿形成。而 MPA 很少累及上呼吸道，主要为 p-ANCA 阳性，一般无肉芽肿形成。

（4）淋巴瘤样肉芽肿：是多形细胞浸润性血管炎和血管中心性坏死性肉芽肿病，浸润细胞为小淋巴细胞、浆细胞、组织细胞及非典型淋巴细胞，病变主要累及肺、皮肤、神经系统及肾间质，但不侵犯上呼吸道。

（5）肺出血-肾炎综合征：是以肺出血和急进性肾小球肾炎为特征的综合征，抗肾小球基底膜抗体阳性，由此引致的弥漫性肺泡出血及肾小球肾炎综合征，以发热、咳嗽、咯血及肾炎为突出表现，但一般无其他血管炎征象。本病多缺乏上呼吸道病变，肾病理可见基底膜有免疫复合物沉积。

（6）复发性多软骨炎：复发性多软骨炎是以软骨受累为主要表现，临床表现也可有鼻塌陷、听力障碍、气管狭窄，但该病一般均有耳郭受累，而无鼻窦受累，实验室检查 ANCA 阴性，活动期抗 II 型胶原抗体阳性。

【治疗原则】

治疗可分为 3 期，即诱导缓解、维持缓解以及控制复发。循证医学（EBM）显示糖皮质激素加环磷酰胺（CYC）联合治疗有显著疗效，特别是肾受累以及具有严重呼吸系统疾病的患者，应作为首选治疗方案。

1. 糖皮质激素　活动期用泼尼松 $1.0\sim1.5$ mg/(kg·d)。用 $4\sim6$ 周，病情缓解后减量并以小剂量维持。

2. 免疫抑制药

（1）环磷酰胺：是治疗的基本药物，可使用一年或数年，撤药后患者能长期缓解。用药期间注意观察不良反应，如骨髓抑制、继发感染等。

（2）氨甲蝶呤（MTX）：一般用量为 $10\sim15$ mg，一周一次，口服、肌内注射或静脉注射疗效相同，如 CYC 不能控制可合并使用之。

（3）硫唑嘌呤：为嘌呤类似药，有抗炎和免疫抑制双重作用，有时可替代 CYC。一般用量为 $2\sim2.5$ mg/(kg·d)，总量不超过 200 mg/d，但需要根据病情及个体差异而定，用药期间应监测不良反应。如 CYC 不能控制病情，可合并使用硫唑嘌呤或改用硫唑嘌呤。

（4）环孢素：作用机制为抑制 IL-2 合成，抑制 T 淋巴细胞的激活。优点为无骨髓抑制作用，但免疫抑制作用也较弱。常用剂量为 $3\sim5$ mg/(kg·d)。

（5）霉酚酸酯：初始用量 1.5 g/d，分 3 次口服，维持 3 个月，维持剂量 1.0 g/d，分 $2\sim3$ 次口服，维持 $6\sim9$ 个月。

（6）丙种球蛋白：静脉用丙种球蛋白（IVIG）与补体和细胞因子网络相互作用，提供抗独特型抗体作用于 T 细胞、B 细胞。大剂量丙种球蛋白还具有广谱抗病毒、细菌及中和循环性抗体的作用。一般与激素及其他免疫抑制药合用，剂量为 $300\sim400$ mg/(kg·d)，连用 $5\sim7$ d。

3. 其他治疗　对危重病例可试用血浆置换或生物制剂等。

## 六、复习思考题

1. ANCA 相关性血管炎的诊断思路是什么？
2. ANCA 相关性血管炎的临床特点有哪些？
3. ANCA 相关性血管炎之间如何鉴别？

（张玉高　兰由玉）